U0385990

家有良医

家有男科医生
远离前列腺炎

胡维勤 ◎主编

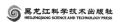

黑龙江科学技术出版社
HEILONGJIANG SCIENCE AND TECHNOLOGY PRESS

图书在版编目（CIP）数据

家有男科医生 远离前列腺炎 / 胡维勤主编 . -- 哈尔滨：黑龙江科学技术出版社，2018.7
（家有良医）
ISBN 978-7-5388-9603-9

Ⅰ . ①家… Ⅱ . ①胡… Ⅲ . ①前列腺炎 - 防治 Ⅳ.
① R697

中国版本图书馆 CIP 数据核字 (2018) 第 058641 号

家有男科医生 远离前列腺炎

JIA YOU NANKE YISHENG YUANLI QIANLIEXIANYAN

作 者	胡维勤	
项目总监	薛方闻	
责任编辑	徐 洋	
策 划	深圳市金版文化发展股份有限公司	
封面设计	深圳市金版文化发展股份有限公司	
出 版	黑龙江科学技术出版社	
	地址：哈尔滨市南岗区公安街 70-2 号　邮编：150007	
	电话：（0451）53642106　传真：（0451）53642143	
	网址：www.lkcbs.cn	
发 行	全国新华书店	
印 刷	深圳市雅佳图印刷有限公司	
开 本	685 mm × 920 mm　1/16	
印 张	13	
字 数	180 千字	
版 次	2018 年 7 月第 1 版	
印 次	2018 年 7 月第 1 次印刷	
书 号	ISBN 978-7-5388-9603-9	
定 价	39.80 元	

序言
PREFACE

前列腺似乎是一个神秘的器官，它的功能至今还没有完全被人们所了解，然而它却给男性带来许多病痛和困扰。前列腺的解剖、构造与功能如何？前列腺增生会不会转变为前列腺癌？固然，像这样的问题您可能无暇去关心，但是，当您患了前列腺增生、前列腺炎或者前列腺癌的时候，当您自己拖着病痛的身体辗转于各大医院而又未能得到有效治疗的时候，您还不想更多、更深入地了解一些有关前列腺及前列腺疾病的知识吗？

与以前相比，现代的医疗模式出现了重要的变革，以患者为中心的理念逐渐深入人心，在国外设备优良、技术先进的医疗机构中，绝大多数的治疗决策都是在医患双方沟通、协商情况下制订的。但是，如果患者对自己所患的疾病一无所知，那么这些先进理念都变成了"纸上谈兵"，而患者也只好对医生"言听计从"了。这也正是目前一些医疗单位存在着大量不正常甚至不合法现象的根源。

前列腺疾病治疗中临床现状更是如此。在泌尿外科门诊中，前列腺疾病患者几乎占60％以上，在每天与这些患者的接触过程中，我遇到了不计其数的患者因为缺乏前列腺疾病的常识，而曾经成为一些非法医疗机构的"牺牲品"，甚至延误了病情，失去了最佳治疗时机，给自己增加了莫大的痛苦。据此，我深深地意识到普及前列腺疾病相关知识的紧迫性和重要性。前列腺疾病的相关知识涉及面很广，其中很多知识又太过专业化，为了使本书真正能够帮助读者理解前列腺的解剖、构造与功能，了解发生疾病的原因以及防治方法，我结合多年来的临床工作经验，以较 为通俗的语言编写了这本《家有男科医生：远离前列腺炎 》奉献给广大读者，真心希望它能够达到我们"授人以渔"的初衷。

读者可以从头至尾顺序阅读，也可针对自己的疾病，参考每篇文章的概要问题选择性阅读。此外，由于每篇文章内容各自独立，读者也可以随兴阅读，每篇文章内如果涉及了其他文章介绍的内容，我尽量加以注明，方便读者"顺藤摸瓜"地查阅。

本书虽然不能使您成为一名专看前列腺疾病的医生，但是它能帮助您成为一名前列腺疾病的"准专家"。这对于疾病治疗及你与医生的交流必将提供很大的帮助，至少我的希望是如此！

限于水平有限，书中难免存在缺陷或不足之处，恳请广大读者和专家们批评指正。另外，在本书中引用了不少国内外专业书籍、期刊资料、数据图表等，在此特向有关作者表示感谢。

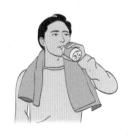

目 录
CONTENTS

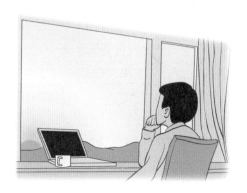

Part3　前列腺炎的表现特征

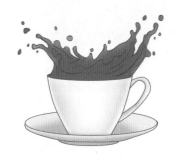

Part4　坏习惯会导致前列腺炎

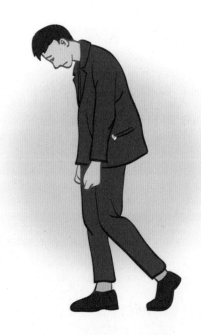

Part5　前列腺炎误区

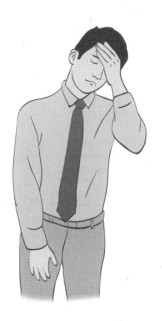

Part6　前列腺炎治疗要规范

Part7 前列腺的保健措施

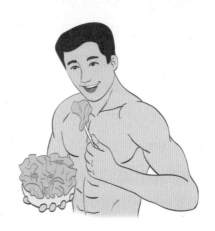

Part8 前列腺增生

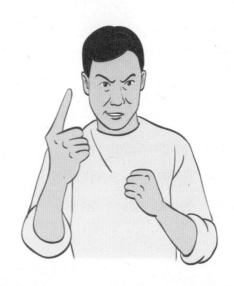

Part9 前列腺癌

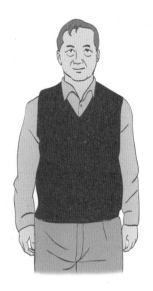

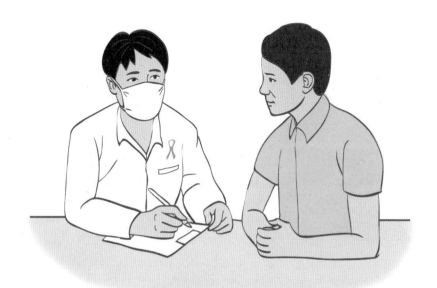

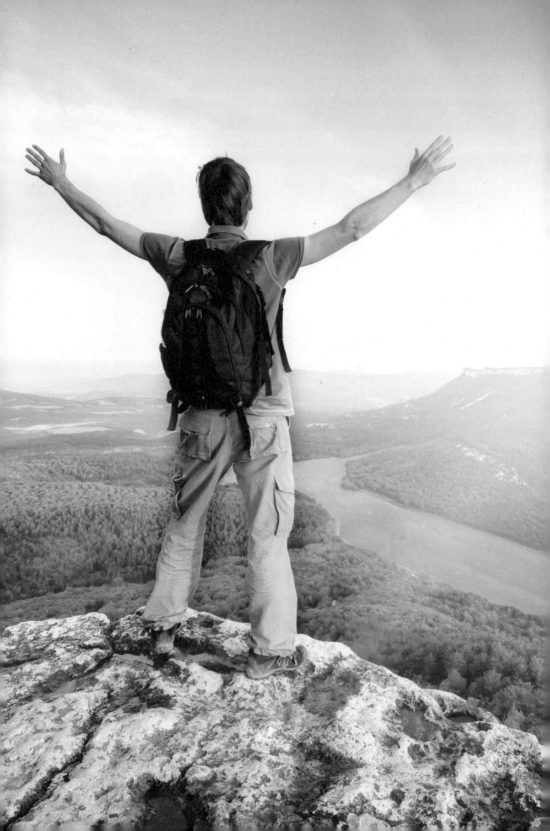

Part 1

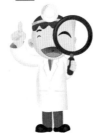

认识前列腺炎

作为顶天立地的男人，除了要读万卷书，行万里路外，还应有个强健的体魄。在男人的一生中，极有可能与"前列腺炎"不期而遇，了解前列腺炎，认识前列腺炎，才能更有把握地战胜前列腺炎，保持自身的健康，保障家庭的温馨。

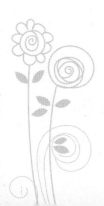

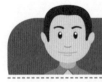

前列腺炎妨碍男性健康

前列腺是男性特有的性腺器官，同时也是人体中最大的附属性腺，它如同一个栗子，静静地"倒立"在男性身体之中。近年来，随着生活节奏的加快，男性工作压力也随之增大，使得男性身体健康水平一降再降，导致前列腺炎发病率持续增高，其中又以青壮年患病率最高。据统计，因前列腺炎去医院就诊的患者中青壮年占25%～30%，前列腺炎已严重妨碍了男性健康。

在生理领域方面，排尿不适是前列腺炎最为典型的症状，还会伴随尿频、尿痛、下腰痛等症状，严重时还可能出现尿潴留，造成排尿困难，会经常出现烦躁不安、情绪失控的现象，这会给男性的日常生活带来负面影响。同时，有些前列腺炎患者患病之后精神过于紧张，有沉重的思想包袱，或者情绪低落、心情抑郁，严重时表现为神经衰弱，这样可能使得性功能减退。

精囊作为前列腺的"难兄难弟"，当前列腺出现急性炎症时，很可能被扩散波及，引起急性精囊炎，细菌逆行经淋巴管进入射精管的壁层及外鞘后，甚至能引发附睾炎。如果病情进一步发展，则有可能使得前列腺组织纤维化，血管及腺管闭塞，内外分泌功能将受到严重影响，引发勃起功能障碍。

另外，性冲动或性生活时前列腺会充血，部分患者在性生活之后症状可能加重，严重时也可能会导致勃起功能障碍和性欲低下，影响男性的日常性生活。

虽然临床上直接由前列腺炎引起的男性不育患者较少，但有证据证明，前列腺炎妨碍男性生育健康。有关机构研究表示，前列腺炎患者的精子无论是从数量、活力，还是精子的生存环境上，都大大低于正常男性。

男人患慢性前列腺炎时，前列腺液中存在大量致病菌，它们同精子一道"抢食"精浆中的营养成分，干扰酶的活性，影响精浆液化，使精浆的黏稠度增加，抑制精子的活力。且前列腺炎患

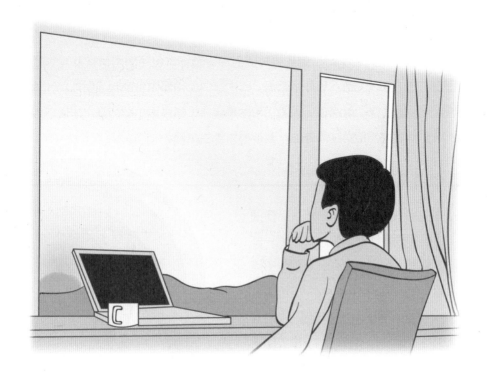

者排出的物质呈酸性，很大程度上改变了精液的酸碱度值，导致精子生存环境恶化。所以，前列腺炎程度严重时，在妨碍前列腺液分泌的基础上，使精液量减少，精子活力降低，精子缺少精浆的保护，这些情况都可能会引起不育。

综上所述，虽然前列腺炎会妨碍男性生活和生育健康，但大多数前列腺炎患者仍可完成正常的性生活。对于前列腺炎，我们首先需要有一个清醒的认识，前列腺炎在医学上被称为"男人的感冒"，很多男人都会患上此病，是感冒就有痊愈的那天，因此，要以乐观积极的态度去面对前列腺炎，注意矫正自己的不良习惯，保持规律的生活作息。

男性生殖系统

　　要对男性病有所了解, 首先得知道男性生殖系统包括哪些器官及其功能。男性生殖系统包括内生殖器和外生殖器。其中, 内生殖器由生殖腺(睾丸)、输送管道(附睾、输精管、射精管、尿道)和附属腺体(精囊腺、前列腺、尿道球腺)组成。阴囊和阴茎都是露在体外的, 则被称为外生殖器。

➕ 睾丸

　　睾丸, 又称精巢、外肾, 呈椭圆形, 是男子或雄性动物生殖器官的一部分。正常男人有两个睾丸, 分别位于阴囊左右两侧, 每个睾丸长4~5厘米, 厚3~4厘米, 各重10~15克, 由附睾管和输精管连接, "外挂"于腹股沟下侧, 如同一个小藤瓜, 其主要作用是产生精子和分泌雄激素。

　　睾丸表面有一层白膜, 这层白膜沿睾丸后缘逐渐增厚, 凸入睾丸内形成睾丸纵隔并将睾丸分为200多个呈锥体形的睾丸小叶。每个小叶内有2~4条弯曲的精曲小管, 每条长约60厘米, 其周围有许多间质细胞, 具有分泌雄激素的能力。精曲小管内衬的生精上皮更是能产生大量精子, 经过输出小管, 出睾丸后缘的上部进入附睾。精子由睾丸

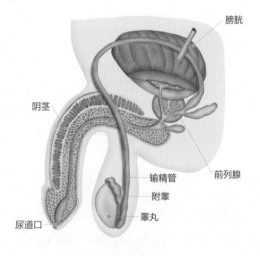

睾丸示意图

产生, 在附睾之中发育、成熟, 这一过程大概需要3个月的时间。

　　睾丸是男人最为重要的性器官, 是男人之所以为男人的源泉, 就像是种了种子才会开花结果一样, 男人有了它才能具备明显的第二性征。

➕ 输精管

输精管位于附睾尾部，左右各一条，长约40厘米，外径2～3毫米，内径仅0.2～0.8毫米，是一条管壁厚、管腔窄的肌性管道。它的一端与附睾管相通，另一端于前列腺底的后上方与精囊排泄管汇合形成射精管，是附睾之中的精子排出体外的最终通道，因此必须保证其畅通无阻。

➕ 射精管

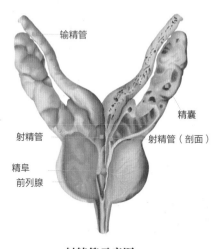

射精管示意图

射精管是由输精管下端变细与精囊腺的排泄管汇合而成的成对肌形管道。它是输精管道中最短、最细的一段，长约2厘米，近端管道直径约1厘米，开口处仅有0.3毫米，末端仅0.5厘米，左右各一根，完全包埋在前列腺内，起于膀胱底部，贯穿前列腺，开口于尿道前列腺部后壁的精阜两侧。它是生育的黄金通道，是人类千万代传承之所以不断的金钥匙。

➕ 精囊腺

精囊腺位于前列腺上方、膀胱底部，左右各一，长约4～5厘米，宽约2厘米，容积约4毫升，为屈曲状的腺囊。腺囊由黏膜、肌层与外膜组成。其自身既不产生精子，也不贮藏精子，主要功能是分泌一种弱碱性黏稠液体，呈淡黄色，有豆腥味，是精液的主要组成部分（约占精液的70%），内含丰富的果糖、苷糖、球蛋白、柠檬酸、磷酸胆盐和抗坏血酸，能为精子提供营养和能源，为精子的存活起了至关重要的作用。

另外，精囊腺还能分泌一种凝固酶，凝固酶的主要作用是当精液射入女性阴道后，可使精液在阴道内保持短时间的凝固，防止精子像水一般从阴道口流失，让精子主动地"跑"向输卵管，大大地增加了女性的受孕概率。

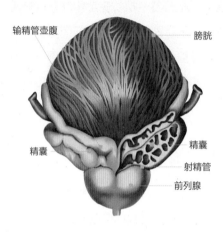

前列腺示意图

前列腺

前列腺是男子生殖器附属腺中最大的不成对的一个实质性器官，位于膀胱的下方，紧紧包着尿道起始部，由腺组织和肌组织构成。其外形恰似一个前后稍扁的栗子，重约20克，中间有凹陷沟，左右两侧隆起，底朝上与膀胱相贴，尖朝下抵泌尿生殖膈，前面贴耻骨联合，后面依直肠，尿道从其中间横穿而过。可以这样说，前列腺扼守着尿道上口，前列腺有病尿道首先受影响的道理就在于此。

前列腺是一个多面好手，它的主要功能有：外分泌功能，分泌的前列腺液是精液的重要组成部分，促进生育；内分泌功能，活化睾酮，有助于治疗前列腺增生疾病；控制排尿功能，包绕尿道，形成近端尿道壁，帮助顺利排尿；运输功能，可将精液等压入尿道排出体外，并提高精子存活率。

阴茎

阴茎是男性外生殖器中最明显的器官，属于性器官，具有排尿、性交和射精三大功能。阴茎由阴茎头、阴茎体和阴茎根三者组成，这三者内部又由3个平行的长柱状海绵体组成。其中阴茎头俗称为"龟头"，由阴茎海绵体组成，上面充满了神经末梢，对刺激特别敏感，尿道口就位于龟头上；阴茎体位于中部，由阴茎海绵体和尿道海绵体组成，呈圆柱形，以韧带悬于耻骨联合前下方，具有丰富的血管、神经、淋巴管，阴茎沟冠处神经分布最多，敏感性最高；阴茎根藏于阴囊与会阴部皮肤之下，固定于耻骨下支和坐骨支。当阴茎内的海绵体充血时，阴茎即变得粗而硬，这就是性兴奋时阴茎勃起的原因。

✚ 尿道球腺

尿道球腺又称库伯氏腺，位于膜部尿道两侧，左右各一，好似两粒小豌豆，开口于球部尿道后端，是男性3个附属性腺中最小的一个腺体。

尿道球腺除非发生病变，一般深藏于会阴深横肌肌束内，不能为人所摸到，平常也不太会引人注意。当男性在受到性暗示或性刺激之时，它会分泌出尿道球腺液。这种少量的呈透明略带灰白色的液体就像是一个急先锋，往往在射精前就会突然出现，有清洁和润滑龟头、润滑尿道利于射精的作用。

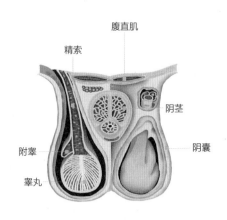

尿道球腺示意图

另外，尿道球腺分泌物成分有蛋白酶、唾液酸和氨基糖类等，有利于滋养精子，提高精子在体外的存活率。

✚ 阴囊

阴囊就是一个皮囊，位于会阴之间，有色素沉着，薄而柔软，将睾丸、附睾、精索等兜在腹腔外、两胯间。其中间又有一个隔层，将阴囊内腔分为左右两室，各室容纳一个睾丸和附睾。

阴囊由多层组织构成，自外向内分别为皮肤、肉膜、精索外筋膜、提睾肌、精索内筋膜和鞘膜。阴囊表层为皮肤，没有皮下脂肪，其皮肤下即为肉膜组织，厚1～2毫米，主要由平滑肌组成，富含致密的结缔组织和弹性纤维，极具伸缩性。阴囊的皮肤有聚成小皱襞的能力，即由平滑肌收缩所致。

此外，阴囊作为温度的调节机构，能够自动调节腔内温度，能促进精子的发育成熟。总之，阴囊的功能总结起来主要有：保护睾丸、调节温度、有利于精子的产生和储存。

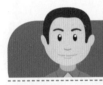

前列腺易发哪些疾病

作为男性最大的附属性腺,前列腺就像一辆汽车一样,需要保养。而要做到对前列腺的保养,前提就要弄清楚前列腺容易得哪些疾病,这样才能有针对性地进行预防。那么,前列腺容易发生哪些疾病呢?

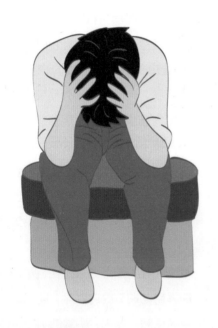

✚ 前列腺炎

前列腺炎中以慢性者多见,其症状复杂,常反复发作,时重时轻。即使用药及时,细菌往往也很难被彻底杀灭,经常"死灰复燃"。此病的高发年龄为20~40岁,正是男性人生中的黄金阶段,病发率为31%~50%。其原因一方面在于青壮年男性性功能旺盛,性活动频繁,在性兴奋的刺激下易导致前列腺的反复充血,可能诱发炎症;另一方面,青壮年时期是前列腺分泌最旺盛的时期,同时也为细菌的滋长提供了良好的条件。一旦不注意个人卫生,导致身体受到感染,病原体就可进入前列腺,继而形成炎症。其临床表现多为尿频、尿痛、尿道滴白等,严重的可能造成早泄、阳痿等性功能障碍。当然,儿童和老人也有可能患上前列腺炎,但发病率较低,发生的种类也大多不同。

现今,前列腺炎患者越来越趋于年轻化,不少青少年也将此病"随身携带",原因在于青少年的早熟使其过早地接触性生活,最终导致其前列腺充血、肿胀,诱发前列腺炎。

✚ 前列腺增生

前列腺增生俗称"前列腺肥大"，是引起老年男性排尿障碍最为常见的一种良性疾病。在老年时期，由于睾丸功能的退化，激素水平的日益降低，前列腺炎发病率下降，而良性前列腺增生的发病率明显升高。据统计，51~60岁的中老年男性有一半的概率会患上此病，70岁以上的老年男性几乎都存在前列腺增生。所谓增生，是指细胞有丝分裂活跃而致组织或器官内细胞数日增多，造成组织或器官体积增大的现象。其症状多表现在尿频、尿痛、夜尿增多、尿急、尿失禁等排尿问题上，常伴有膀胱结石。

然而，由于现今年轻人工作压力大、生活不规律、长期久坐、精神紧张等因素，前列腺增生患者越来越年轻化，前列腺增生已不是中老年男性的"专利"。

✚ 前列腺癌

此病也主要见于老年男性，55岁后发病率逐渐升高，高发年龄为70~80岁。其发病率在欧洲颇高，在我国相对较低，但近几年已有迅速增高的趋势。其病情初期并无特别症状，极难被发现。一般发现后已进入晚期，这时癌细胞可随着血液扩散到身体各处，可引起膀胱颈口梗阻和远处转移等症状。目前，没有科学研究证实前列腺炎、前列腺增生与前列腺癌有任何关系。此病的病因复杂，家族遗传、性活动较多和高脂肪饮食，都可能是前列腺癌的病因。

前列腺只是小小一"腺"，但引发的疾病却是不小。前列腺炎和前列腺增生虽然不会给生命造成威胁，但也可以严重影响生活质量，前列腺癌更是可以直接导致死亡。因此，要保障身体的健康，首先就要全力保证前列腺的安全。

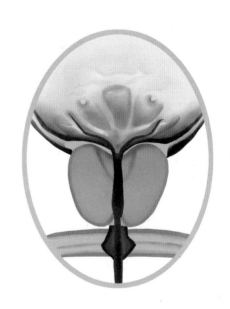

前列腺炎的发病因素

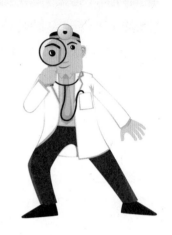

前列腺炎是成年男性的常见病之一，虽然它无法直接威胁人的生命安全，但却严重影响男性患者的生活健康与生活质量。同时，由于其患者众多，也成为一个社会上亟待解决的问题。但就目前而言，对前列腺炎的发病机制和病理生理学研究还未十分透彻。但结合其临床特点，可以对前列腺炎的发病机制进行研讨，以便使患者认清自己的病因，也可以为医生的治疗方法提供有益的指导。

➕ 细菌感染

细菌感染引发的前列腺炎，比如不洁净的性生活或是感染淋菌性尿道炎之后，由于治疗不彻底，极可能会转化为细菌性前列腺炎。

➕ 病原体感染

很多前列腺炎患者都是由于病原体感染引发，比如慢性细菌性前列腺炎就主要是由致病菌感染引发。引起感染的常见病原体主要有细菌、真菌、衣原体、支原体、寄生虫等，其中又以细菌感染最为多见，一般为革兰阴性菌，特别是以大肠杆菌居多，约占70%，而变形杆菌、克雷伯菌等较为少见。

➕ 尿路感染

前列腺分为底、体、尖三部分，尖部朝下，底部宽大，与其他副性腺器官共同形成分泌液，抵抗自尿道入侵的病原体对下尿路及生殖系统的损害。而尿道则穿过前列腺实质，从底的前部穿入，从尖部的前上方出来。但是由于前列腺外周区腺管与尿道成直角，有的甚至斜行进入尿道。这种解剖结构，不利于分泌物的排出，若分泌物引流不畅，则可能因尿液反流，使潜在的病菌侵入前列腺，进一步引发前列腺炎。

✚ 过度劳累

生活过度疲劳，或者生活过于焦虑、压抑等，都可能引起非自主神经功能紊乱，造成后尿道神经肌肉功能失调，引发排尿困难及骨盆区疼痛等症状，进而引发前列腺炎。

✚ 久坐不动

男人实际上是坐在自己的前列腺之上的，久坐会导致会阴部位血液循环减慢，前列腺频繁充血，直至引发前列腺炎。

✚ 不良的饮食习惯

生活中因不良习惯导致的病况很多，前列腺炎也不例外。过度食用辛辣食物，可促使盆腔瘀血；过度饮酒或吸烟，可以促进锌的排泄，锌离子水平一旦降低，将有利于细菌繁殖，易诱发前列腺炎。

✚ 感冒久治不愈

长期感冒，身体处于受寒、受潮的状态之中，使得身体的免疫能力降低，从而增大了患前列腺炎的概率。

✚ 免疫反应异常

有学者认为，前列腺炎可能是一种过敏炎症反应或自身免疫性疾病。当病原体的残余碎片或坏死组织作为抗原时，则可诱发前列腺的免疫反应，造成抗原体复合物沉积，进而引发前列腺炎。

✚ 氧化应激过强

在正常情况下，机体氧自由基的产生、利用、清除处于动态平衡。有观点认为，前列腺炎患者氧自由基的产生过多或自由基的清除体系作用的相对降低，使其抗氧化应激作用的反抗力降低、氧化应激作用产物或副产物增加，也可能是前列腺炎患者病发的因素之一。

✚ 其他因素

当男性患有其他疾病，比如尿道炎、附睾炎或是精囊炎，而前列腺作为它们的邻居，则会受到病菌侵扰，易诱发前列腺炎；日常的不良生活习惯，比如喜欢穿紧身内裤，或者喜欢骑车、骑马等运动，也易引发前列腺炎。

前列腺炎与季节有关

前列腺炎不但与年龄有关，它与季节也有着莫大关系。通过全国地域性调查研究发现，天气越是寒冷，昼夜温差越大，前列腺患者就越多，临床症状也越严重，以我国北方地区为甚。

春天温暖潮湿，容易滋生病菌，易导致前列腺感染；或者因昼夜温差大，可能出现季节性感冒，扁桃体发炎，引发咽喉炎等感染性疾病，进而引发前列腺炎。夏季天气炎热，病原微生物感染也增多。各种微生物如细菌、真菌、病毒等都可导致前列腺炎，其中又以细菌性前列腺炎最常见，如淋球菌、非淋球菌等。除了血行感染和淋巴感染，男性排尿时，尿液经过前列腺，尿液中的细菌还会直接进入前列腺，导致感染。秋天，由于天气转凉使得人体交感神经兴奋性增强，使前列腺收缩，而腺管和血管扩张，造成慢性充血，使得尿道内压增强，严重时甚至可以引起逆流，前列腺炎也就随之暴发。冬季寒冷

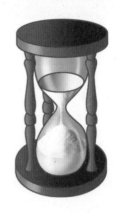

的天气使得交感神经兴奋性增强，导致前列腺慢性充血，进而引发前列腺炎。另一方面，由于天气转冷，半夜有尿意也不愿意起床，憋尿憋到天亮，这也是导致前列腺炎的因素之一。因此，前列腺炎在冬季高发的主要原因是"被窝依赖症"。

综上可知，前列腺炎与季节的关系十分密切。为防止前列腺突然"感冒"，男性朋友平时应注意保暖，多喝水，不要憋尿，戒烟禁酒，保持乐观心情，注意饮食平衡，加强体育锻炼等。

✚ 四季护腺须知

1

春季是前列腺炎的易发期，同时也是治疗前列腺炎的黄金期。从现代医学的角度来说，春季气温回升会使前列腺周围的肌肉比较松弛，使水肿和充血的症状有所好转，尿道也会随之相对通畅，配合医生治疗起来效果明显。

2

夏季气温较高，前列腺炎症状不明显，但等天气稍有转凉，所有症状又会恢复原样。所以，夏季也要养成有规律的生活习惯，绝不能擅自停药或中断治疗。

4

冬季正是人体阳气收敛、阴气潜藏体内的时候，所以在这个季节，护"腺"就显得非常有必要。不憋尿，多喝水，修身养性，保持乐观，注意饮食平衡等，是冬季护腺的重要措施。

3

秋季干燥，所以要多喝水，通过排尿起到冲洗尿道、促进前列腺分泌物排除的功能；还要戒烟、禁酒，加强体育锻炼，提高自身抵抗力。

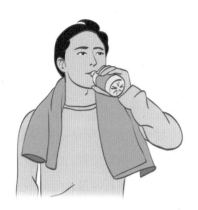

青年男性也易发前列腺炎

前列腺炎是青壮年男性的常见疾病，一般高发年龄在25～35岁。然而，随着社会的发展，不少青少年也开始被其打扰，前列腺炎不止青睐于成年男性，青少年也逐渐被其光顾。前列腺炎为何频频光顾青少年？

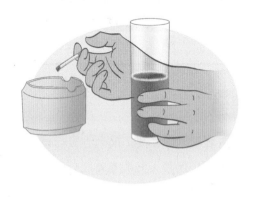

➕ 男性青年易发前列腺炎的原因

（1）包皮过长

包茎和包皮在青少年之中很常见。由于包皮长期无法正常上翻，包皮垢累积细菌大量滋生，进而刺激阴茎头，形成包皮龟头炎或尿道炎等，细菌随尿道逆行感染，侵入前列腺引发前列腺炎。

（2）早熟

如今，青少年早熟现象普遍，有些少男少女过早恋爱，男孩因为性兴奋而大量分泌前列腺液；但得不到正常的释放，前列腺液在腺管里淤积拥塞，也

易造成前列腺炎。

（3）抽烟喝酒

现在社会上有很多的高中生甚至小学生，为了张扬性格标新立异，时常聚在一起抽烟喝酒，却不知抽烟喝酒也是引发前列腺炎的一个因素。

（4）长期憋尿

长期憋尿会引发前列腺炎。青少年常因课间不排尿或冬天晚上怕冷不愿起床排尿，进而形成了长期憋尿的习惯，从而引发前列腺炎。

司机易患前列腺炎

在众多的泌尿科疾病之中，前列腺炎是威胁人们健康的一大杀手。而在众多的前列腺炎患者之中，通过数据调查显示，司机这一职业人群是这一病症的高发人群。为什么司机易患前列腺炎呢？因为司机身上背有"四座大山"。

✚ "四座大山"

（1）经常憋尿

作为职业司机，经常在不同的城区、城市之间往返，时间紧迫，加之厕所难寻，所以不少职业司机平日都是不敢喝水，有了尿意也只能憋着。而人体的毒素主要是通过尿液排出体外的，喝水少导致尿液浓缩，存贮在膀胱中的时间一长，就极易使旁边的前列腺受到感染，引发前列腺炎。

（2）喜欢抽烟喝酒

不少职业司机都有熬夜这一习惯，同时为了保持精神的高度集中，不少司机也喜欢抽烟喝酒。这种大量的烟酒被摄入体内，影响前列腺的血液循环，更容易引发前列腺炎。

（3）久坐不动

无论是出租车司机或是大货车司机，经常是早上上车晚上下车，一天十几小时都坐在车上，很少挪动身体。这样长时间的久坐不动，会让前列腺受到压迫进而导致前列腺液排泄不通，经年累月的这样持续，前列腺发生感染的可能性也就增大了，严重时还有可能导致不育。

（4）多熬夜

司机是一个苦累的差事，有极大部分的司机为了生活，昼夜不停地跑货，身体得不到休息。这样长时间的超负荷工作，会影响自身的代谢与自我修复，降低自身的免疫力，极易引发前列腺炎。

女性也会患上"前列腺"

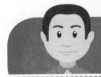

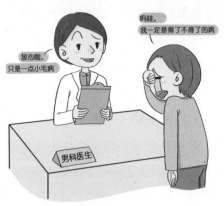

32岁的张女士近一年来反复出现尿痛、尿频问题，到医院检查被诊断为"尿路感染"，但近一年的治疗都几乎无效。最近她更是感觉排尿困难甚至尿不出来，最后只能去医院做了膀胱镜检查，被医生诊断为女性"前列腺"疾病。这让张女士疑惑不已，前列腺不是只有男性才有，女性又怎么会有前列腺呢？

前列腺是男性特有的器官，在以往的观念中，前列腺疾病是男性特有的疾病。但是随着医学研究的深入和发展，医学界最终研究证实，女性也会患"前列腺"疾病。

严格来说，女性没有前列腺，自然是应该没有前列腺疾病的。但女性的尿道旁腺无论是在胚胎还是在解剖和生理上都与男性的前列腺同功同源，并非是退化的残遗器官，且发病症状与前列腺疾病极为类似。因此，这个部位常被称为女性"前列腺"。女性前列腺是存在的，这就好比女性会患乳腺癌，男性也是如此。

和男性一样，女性拥有前列腺也是有利有弊的。

	利	弊
女性	女性前列腺可以产生使女性性欲增强的浆液性分泌物，且在分泌这些物质时产生的快感和男性是一样的	女性也经常被前列腺疾病所困扰，常见症状有尿频、夜尿增多、尿急、尿失禁、排尿困难、血尿，甚至还会造成膀胱结石或损害肾功能等

由于女性尿道旁腺组织和男性的前列腺组织相似，防病方法与男性前列腺疾病的预防方法也是相近的。在用抗生素治疗完全无效的情况下，就应注重做好防病措施。

❶ 加强盆底锻炼：女性产后盆底肌肉容易松弛，常引起下尿路症状，因此，平日要加强盆底锻炼，平时在家应多做缩肛、收缩阴道的动作。

❷ 多喝水勤排尿：喝白开水或者喝一些清热利尿的饮品，对尿道能起到清洗的作用。

❸ 合理规划饮食：饮食宜清淡，忌吃肥油厚膏、辛辣刺激的食物。

❹ 适度的性生活：性生活过度会造成尿道腺体充血、肿胀，进一步加重排尿问题，甚至引发尿道旁腺发炎。

❺ 保持个人卫生：保持会阴部的清洁卫生，可避免尿道周围的细菌滋生继而波及尿道旁腺体。

女性也有"前列腺"，也和男性一样也患"前列腺"疾病。因此，在治疗女性泌尿系统疾病之时，应考虑到女性"前列腺"疾病的因素，以免出现误诊误治。

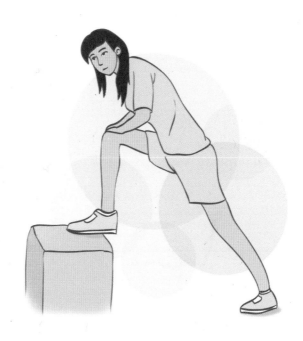

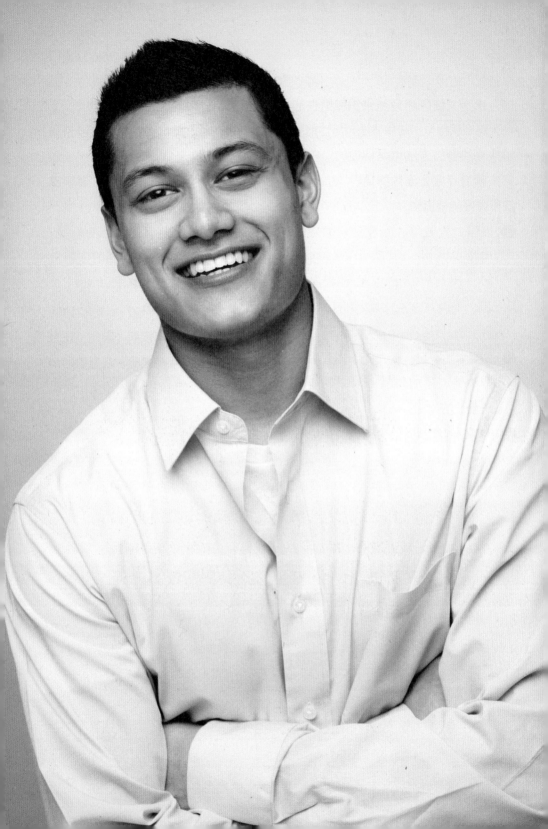

Part 2

前列腺就在盆腔深处

前列腺是男人的生命之"腺"，它关系着男性一生的健康。前列腺疾病是成年男性的常见病、多发病，绝大多数男性在人生的某个时刻总会遇见它，虽然它不足以威胁生命，但经久不治或久治不愈，可能会引发阳痿、早泄、不育，甚至癌变。因此，每一位男性都该关心前列腺，关注前列腺疾病，关爱自己。

前列腺的位置很特殊

前列腺是一片男性特有的"神秘土地"，它既属于男性的泌尿系统，也属于男性的生殖系统。它是隐藏在男性盆腔深处的腺体，其主要功能是分泌前列腺液，参与构成精液，是男性的生命之"腺"。

阿林和阿峰两位男科医生在猜谜语，规则很简单，谜底要保证是人体器官。

阿林：左一片，右一片，隔座山头不见了。

阿峰：耳朵。上边毛，下边毛，中间一个黑葡萄。

阿林：眼睛。两片叶，胸中挂，吐故纳新作用大。

阿峰：答案是肺。平日看不见，端坐正中央，说起我小我又大，男性生育全靠我。

阿林（疑惑地想）：猜不出，谜底是什么？

阿峰：谜底是前列腺。

由于前列腺的位置很特殊，我们一般看不见摸不着，难以了解它的"庐山真面目"，所幸的是，有一条"小溪"从它当中流过，这条"小溪"便是

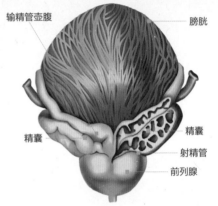

前列腺示意图

尿道。你可以想象一下，比如你的腹部正下方有一个水袋——那就是膀胱。尿道从膀胱底部开口，就在膀胱的下方，有一个栗子状的腺体紧裹着尿道，这就是前列腺。打个比方，膀胱与前列腺的位置犹如一个倒置的葫芦，那么膀胱可以看成是这个葫芦上面的大肚儿，而前列腺则是下面的小肚儿，葫芦的"柄儿"就可以看作从前列腺中间穿过的尿道。也正是由于前列腺紧裹着尿道，当它增生或萎缩时，尿道都会被挤压，排尿自然会出现困难，所以说，前列腺与尿道就像一对"难兄难弟"，同时，这也就是"前列腺有病排尿首先受影响"的原理。

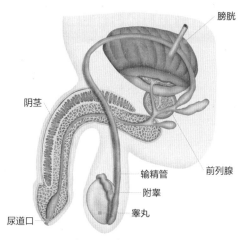

男性生殖系统示意图

前列腺的外形恰似个前后稍扁的栗子，重约20克，中间有凹陷沟，左右两侧隆起。它是男子生殖器附属腺中最大的不成对的一个实质性器官，由腺组织和肌组织构成。它位于盆腔的底部，生殖器的中央，其上方是膀胱，下方是尿道，前方是耻骨，后方是直肠，医生能够通过直肠指诊向前摸到前列腺，其道理就在于此。另外，当男人坐下的时候，前列腺刚好隔着会阴部与椅子紧密相连，因此，有人形象地说，男人是"坐"在前列腺上面的。

前列腺的左右，是由许多韧带和筋膜固定的，这就决定了它位置隐蔽的特点。另外，前列腺与输精管、精囊紧密相邻，射精管由上部进入前列腺，并开口于前列腺中间的隐窝之中，这就决定了一旦前列腺出现问题必定累及性功能，几个器官之间时常互相感染，甚至可以称前列腺炎和精囊炎是一对"难兄难弟"了。

前列腺只是身体中的小小一腺，平时只有栗子大小，但当它生病的时候，可能会肿胀成鸡蛋大小，甚至是苹果大小，但它却是一个"不会疼"的器官。因此，若等你感觉到前列腺部位疼痛时，那健康问题就迫在眉睫了。

前列腺因位置的特殊性和所发挥的功能的不可替代性，为了身体的健康，平时必须要注意对其进行保护。

前列腺的组成结构

前列腺是男性生殖器官,尽管它只有栗子般大小,在人体器官中并不出众,但它在男性生育繁衍中扮演着不可缺少的角色。那么,你知道前列腺的组织结构吗?

前列腺呈前后稍扁的栗子形,质地坚韧,颜色淡红而稍带白灰,上端宽大,邻接膀胱颈,称为前列腺底。下端尖细,位于尿生殖膈上,称为前列腺尖。底与尖之间的部分称为前列腺体。腺体的后面较平坦,在正中线上有一纵行浅沟,称为前列腺沟。男性尿道在腺底近前缘处穿入前列腺,经腺实质前部,由前列腺尖穿出。近底的后缘处,有一对射精管穿入前列腺,开口于尿道

前列腺部后壁的精阜上。前列腺的排泄管开口于尿道前列腺部的后壁。

前列腺分为5叶,即前叶、中叶、后叶和两侧叶。其中前叶很小,位于左右两侧叶和尿道之间,临床上没有重要意义。后叶位于中叶和两侧叶后面,医生进行直肠指诊时摸到的便是后叶,在指诊时,常根据这个中央沟是否变浅或消失来判断前列腺是否增大。中叶呈楔形,位于尿道与射精管之间。40岁以后,中叶可变肥大,向上凸顶膀胱,使膀胱垂明显隆起,并压迫尿道引起排尿困难。两侧叶紧贴着尿道侧壁,位于后叶前方、中叶和前叶的两侧,也是易增大的部分。

前列腺的表面有被膜覆盖包住,这些被膜由3层组成,由外往里分别是静脉和疏松结缔组织、纤维鞘、肌层。前列腺表面的被膜是由十分柔韧、丰富的纤维和肌肉组织构成,这会成为一道

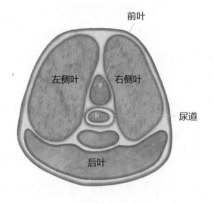

具有保护意义的天然"屏障",对前列腺有保护意义。但也是因为如此,若该区域出现感染发生炎症等症状,药物很难渗透进去灭杀病菌,难以达到预期的疗效。

前列腺是由管泡状的腺体组织和前列腺导管组成,管泡腺像葡萄串样结构,腺泡如葡萄串中的葡萄,导管如同连接葡萄的小枝。腺体组织结构较简单,腺腔较大,外周是一圈上皮细胞,中间储存着很多分泌的液体。这些液体可分为内外两组,外组是真腺组,构成前列腺主体;内组为尿道组,集中在尿道黏膜及黏膜下层。前列腺导管共有15～30条,是由30～50个腺泡汇集而成的,又叫前列腺排泄管,开口于尿道的精囊两侧。腺体与腺体之间有结缔组织和平滑肌组织,当平滑肌收缩时,可以促进腺体分泌。

前列腺和腮腺、胰腺等其他腺体一样,具有外分泌腺的一切共同特点。

❶ 腺泡上皮为单层立方、单层柱状或假复层柱状。

❷ 腺泡腔内常见凝固体,由上皮细胞的分泌物浓缩而成。

❸ 间质较多,除结缔组织外,富含弹性纤维和平滑肌。

❹ 管腔不规则,形态不一。

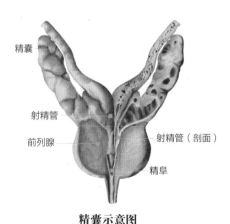

精囊示意图

前列腺大小如板栗

"大夫，我根本没心情上班，他们说我得了前列腺炎，可这病总也治不好，请你一定帮帮我。"患者小陈刚进门就说。我看了看他苍白的面容，说: "我们先来检查检查。"随后我用直肠指检的方法为他做了检查，当我触摸到他的前列腺后叶时，并没有发现什么异常，我心里猜想，可能患者本身并没有前列腺炎。结束直肠指检，我又领他做了前列腺液分析检查，检查结果进一步证明了我的猜想。

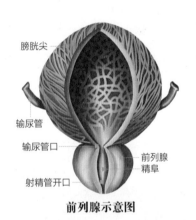

前列腺示意图

膀胱尖
输尿管
输尿管口
射精管开口
前列腺
精阜

做完检查后，我对小陈说: "你根本就没患前列腺炎，身体很健康。"小陈两眼呆滞地望着我，半晌才说: "不可能吧，医生你没有骗我?"我摇摇头说: "刚才我触摸了你的前列腺，并没有发炎，加之前列腺液分析也很正常，所以你没有病。"听完我的这些话后，小陈简直都不敢相信这一切。

前列腺，一个属于睾丸的附属性腺，其实只是一个重约20克的小腺体。睾丸有两大功能，第一是分泌雄性激素，这是男性第二特性得以成长的源泉; 第二个功能是产生精子。而前列腺是为睾丸服务的，它所分泌出来的前列腺液占整个精液的30%，而且还能在精子活化过程中起到促进作用。

前列腺大小如板栗，底朝上，与膀胱相贴，尖朝下，抵泌尿生殖膈，前面贴耻骨联合，后面依着直肠。直肠指检能准确地判断出前列腺是否出现问题，这一方法的准确率高达70%。

存在即有意义，即使是小如前列腺，它的存在也有着自己独特的功能。

✚ 前列腺的功能

（1）外分泌功能

作为人体外分泌腺之一，前列腺每天分泌出0.5～2.0毫升的前列腺液，这是组成精液的主要部分，参与精液的凝固与液化过程，并为精子提供生存所需的营养物质。

（2）内分泌功能

前列腺内含有的$5\alpha-$还原酶，可将睾酮转化为更有生理活性的双氢睾酮，而双氢睾酮在良性前列腺增生症的发病过程中又起着重要作用。通过阻断$5\alpha-$还原酶，可减少双氢睾酮的产生，从而使增生的前列腺组织萎缩。

（3）控制排尿功能

前列腺紧裹尿道，与膀胱颈贴近，构成了近端尿道壁，其环状平滑肌纤维围绕尿道前列腺部，参与构成尿道内括约肌。发生排尿冲动时，伴随着逼尿肌的收缩，内括约肌则松弛，使排尿顺利进行。

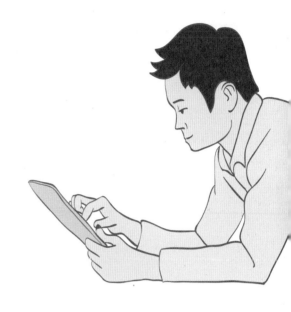

（4）运输功能

前列腺实质内有尿道和两条射精管穿过，射精时，前列腺和精囊腺的肌肉收缩，可将输精管和精囊腺中的内容物经射精管压入后尿道。

所以，尽管前列腺大小如栗子一般只有20克，但它所发挥的功效却是无法取代的。一旦它"遭遇"了炎症等疾病侵袭，将会导致某些严重后果。

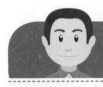

前列腺影响其他器官

　　前列腺是男性最大的附属腺体，是人体的防卫器官之一，有保护上尿路的积极作用。它位于生殖系统的中央，一如众星拱月，与周围组织器官的关系十分密切，最关键的一点是，一旦前列腺发生炎症，周围的"邻居"也会纷纷"罢工"，"积极"投入到"炎症大军"中来。所以，了解一下前列腺的众位"邻居"，对预防和治疗前列腺疾病也有极大的作用。

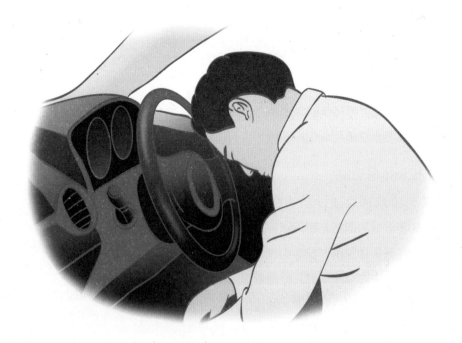

　　前列腺的基底部朝上，上方紧挨着膀胱颈，包绕约3厘米长的后尿道。前列腺的前方是耻骨后间隙，约在耻骨联合下缘后方2厘米处，中间有一些静脉和疏松的结缔组织，前列腺前面下部由耻骨前列腺韧带与耻骨相连接。前列腺的后方相对而言较为平坦，与直肠下段前壁相邻，中间是少量的结缔组织和膀胱直肠筋膜，中央有一条纵行的浅沟，称为前列腺中央沟，距肛门仅5厘米左右，所以医生在进行直肠指检时，凭触摸到此沟的平坦与否做出诊断。一般的，在前列腺增生、炎症或充血水肿时，前列腺中央沟明显变浅或消失。

前列腺的两侧外上方是精囊腺，精囊左右成对，长约5厘米，呈分叶状似倒"八"字形排列于膀胱底和直肠之间，紧贴于膀胱后壁。其排泄管和输精管末端汇合成为射精管。射精管极短，只有2厘米长，也是左右成对，起于膀胱底部，贯穿前列腺，开口于尿道前列腺部后壁的精阜两侧。精阜位于前列腺尿道的中点，由精阜将此段尿道分为近侧和远侧，近侧尿道可以防止射精时精液倒流，同时也有利于控制尿液的排放。前列腺的中间有尿道穿行，在前列腺尖部的前上方出来。前列腺的下外侧面比较粗糙，被肛提肌的前列腺提肌覆盖，起到支撑的作用。

作为前列腺的"邻居"，这些生殖器官无时无刻不在受着前列腺的干扰。一旦居于正中央的前列腺出了问题，任何病菌都有可能通过排尿到达另一个地方。其中，又以精囊腺最易受感染，不得不说，前列腺炎和精囊炎是一对名副其实的"难兄难弟"。

除此之外，肾腺、性腺和前列腺作为人体三大分泌腺，其相互间也是有影响的。前列腺体内部由植物神经、内分泌、微循环、新陈代谢和免疫等组成了一个稳定的系统，从而使之能够维持正常的生理功能。若是这个系统出现紊乱，除了其自身的生理功能受到影响之外，还会直接刺激盆腔区的神经而出现下腹、会阴和腰部等盆腔区的疼痛，腺体持续充血向内挤压尿道还会引发尿频、尿急、尿不尽等症状。同时，盆腔区是性神经密集的地区，久病不治或久治不愈都有可能引发性功能障碍。

从中医的角度来看，前列腺并非是一个孤立的脏器，与它联系最为紧密的就是肾脏。肾作为男人之本，前列腺作为男人体内最大的附性腺，它们的关系好比河流的上游与下游。上游的肾功能下降可能引发前列腺炎、性能力衰退等，下游的前列腺病变则可能引发肾积水、尿毒症等。大量的医学研究证明，性腺的衰退与肾腺、前列腺有着密不可分的关系。

前列腺液的功效及诊断

我们常说"精液"，其中的液就是前列腺液。前列腺液就像水，而精子就像鱼，有了前列腺液的护送与营养，精子才能顺利完成繁衍后代的重大使命。

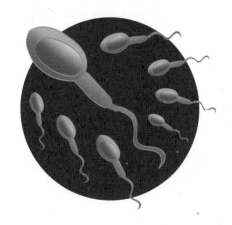

前列腺具有重要的外分泌功能，它每天所分泌出的0.5～2.0毫升前列腺液，占精液总量的25%～33%，具有很重要的生理功能。

（1）激发精子活力

前列腺液内所含的果糖、氨基酸、卵磷脂等是精子活动的主要来源。

（2）促进精子液化

大量的精液液化酶能够帮助凝固的精液液化。

（3）提高精子的成活率

前列腺液内含大量的枸橼酸钾、磷酸、钠、钾、钙等物质，可以碱化精液，从而对抗女性阴道内的酸性环境，提高精子的生存率和活动力。

（4）促进受精卵的形成

前列腺液内含有的透明质酸酶可以协助进入女性的阴道内的精虫穿透宫颈黏液和卵子的腹状膜，从而促进精子和卵子的"汇合"，达到生育的目标。

（5）维持生殖系统的卫生

前列腺液中的锌离子具有杀菌的功效，使前列腺具有了抵御外界病菌的作用，对维护泌尿系统健康具有一定的帮助。

正常的前列腺液判断					
	正常				正常
颜色	呈清乳白色稀薄液			钠	153mmol/L
量	0.1 ~ 1.0 毫升			钙	30mmol/L
pH 值	6.4 ~ 6.7			钾	48 mmol/L
比重	1.0027 ± 0.002		电解质	镁	20 mmol /L
蛋白质	25mg/ml			锌	488 μ g/ml
脂类	3mg/ml			氯化物	48 mmol /L
胆固醇	0.9mg/ml			碳酸氢盐	20 mmol /L
枸橼酸	98 mmol /L			精氨	2.4mg/ml

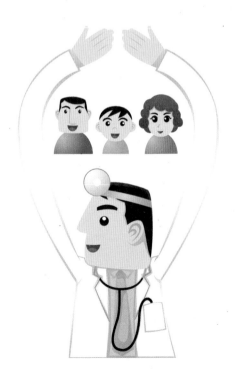

前列腺液和精液关系密切，前列腺液是精液的组成部分，而精液则包含了多种腺体的分泌物，是精子和精浆的混合物。其中，氨基肽酶、纤维蛋白溶解酶、精氨酸酯解酶等与精液凝固或液化有关的酶，大多来自前列腺液。在显微镜下可观察到前列腺液的主要成分有卵磷脂小体、血细胞、蛋白质、锌离子和酸性磷酸酶，有保护精子、增强精子活力及润滑尿道等作用，可以用直肠按摩的方式取得，当前列腺出现病症时，前列腺液可变浓厚，色泽变黄或呈淡红色浑浊，或含絮状物与黏丝。

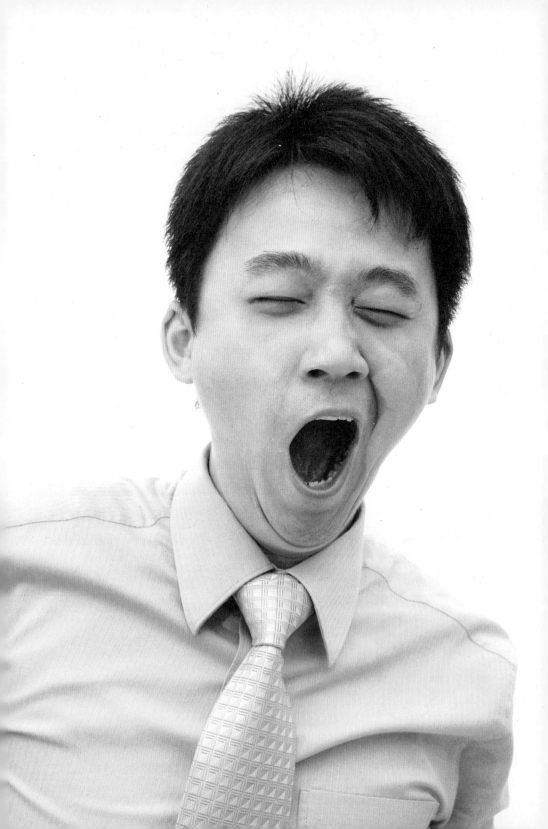

Part 3

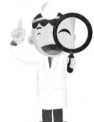

前列腺炎的表现特征

"疾病猛于虎"，对男性来说，前列腺炎无疑更为严重，它会成为男性难以启齿的腹下之患，不但威胁着男性的健康，还在逐渐摧毁男性的自信。男性的前列腺已是不堪重负，快来学点"招式"减缓一下吧。

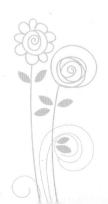

前列腺炎很常见

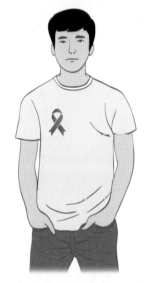

阿樊今年大学刚毕业，进了一家大公司，为了把工作做好，每天坐在办公室加班加点的埋头苦干，饮食也不再规律了，又常出去应酬，作息时间也被打乱。有一天，阿樊发现在喝完酒之后，小便滴沥不尽，过不了多久就又得跑厕所，上班也坐立不安，同事们笑话他是"前列腺有问题"，但阿樊并没有放在心上。直到最近，阿樊发现自己在女朋友的面前也是早早"缴枪"。女朋友和他一起去医院检查，医生说他这是Ⅲ型前列腺炎，治疗起来较慢，得休息一段时间。阿樊听后脸色煞白，问道："这病能不能治好，我听说这好像是没得治的？"医生奇怪地看了他一眼，说道："你这是听谁说的，这病其实就是像感冒一样的小病。"

前列腺是男性的第一大"腺"，精液的很大部分都来自前列腺分泌的前列腺液。若是患上了前列腺炎，根本无需多心，因为几乎所有男性在人生的某个阶段都可能会患上前列腺炎。前列腺炎就像伤风感冒一般，是男性的一种常见病。因此，若发现患上此病，应尽早去医院接受治疗，不应一味地逃避。

✚ 前列腺炎是小病

（1）不会转变为前列腺癌

前列腺炎就像伤风感冒一般，都是一些小病，对身体的影响也不大，不会转变为前列腺癌，因此，患者没必要为此背上沉重的负担。前列腺炎因发炎部位有3层包膜覆盖，药物难以渗透，因而疗程较长，但也是可以治愈的，并非不能根治。患者在接受治疗时，关键之一就是要放松心情、不受误导，不要把注意力放在疾病之上。愉悦的心境能使人愉快，增强身体免疫力，更有利于疾病的康复。

（2）不是勃起功能障碍的元凶

对大多数的男性患者来说，往往会认为前列腺炎会导致勃起功能障碍，为此背上沉重的负担。其实前列腺炎不会引起阳痿，前列腺患者更不应对此有所顾虑。转移注意力，减轻患者的心理负担，也是治疗前列腺炎的手段之一。

（3）不要滥用抗生素

有病就吃药，炎症也是如此，这是人们一贯以来的想法。而实际上，90%以上的前列腺炎是由于前列腺局部充血而引起的无菌性炎症，抗生素根本无用武之地，相反，它还会引起一些不良反应。长期应用抗生素会导致致病菌产生耐药性，当遇上其他需要应用抗生素治疗的情况时，就会发现无药可用了。

（4）一般不会传染也不影响生育

90%的前列腺炎是由于局部充血而引发的前列腺无菌性炎症，这种前列腺炎不会传染。影响生育的主要因素为精子的数量和质量，而前列腺炎一般对精子的影响不大，因此，前列腺炎一般不会影响生育。

有些患者一听到前列腺炎便垂头丧气、满面愁容，担心男性性功能、生育等受到影响，日夜为此担惊受怕，奔走于各种寻求治疗的苦旅中。其实，前列腺炎就像是感冒伤风一样的小病，揭开它的神秘面纱之后，你会发现前列腺炎并不是什么大不了的难言之隐。

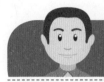

前列腺已不堪重负

　　一个山东的小伙子27岁，因为前列腺炎来到医院。第一次来时，大夫对他的印象很深，小伙子神态恍惚，面色苍白，四肢发凉，来了之后跟大夫说话交流都很淡漠，声称自己有轻生的念头。然而，大夫给他检查后发现，他的前列腺问题并不严重，主要是心理因素。随后，医生决定对他进行心理疏导。心理学有一种治疗叫认知疗法，就是给病人进行前列腺知识的介绍，同时做患者日志。经过一段时间的纠正以后，病人出现了明显好转。1个月以后，病人从山东回来专门找到大夫感谢。他回忆说："就是因为看到那些不良宣传，人家说尿不尽是前列腺炎，我出现一次尿不尽觉得就是前列腺炎了……我有一次看到强直性脊柱炎会引起前列腺炎，看到后就出现脚后跟疼了。"

　　秦皇岛一个小伙子也是27岁，声称自己得前列腺炎已经8年了，他每个月打工挣的钱都送到医院看病了。来到医院后，大夫检查后问他："你这8年，除了焦虑紧张，这病对你有任何影响吗？"他跟大夫说，也没什么太大影响。于是，大夫告诉他回去什么也别想，不要每个月到医院交钱了，到谈恋爱的年龄该谈恋爱谈恋爱。结果3个月后小伙子打来电话说："我的病好了，找到女朋友马上就要结婚了。"

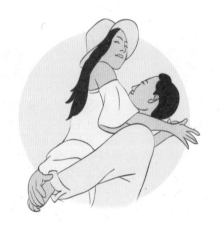

人们常说，十个男人九个都有程度不一的前列腺疾病。倘若问起中国知名度最高的两种疾病，很多人都会答道，一个是乙肝，另一个是前列腺炎。由此可知，前列腺炎已被群众歪曲理解，已被人民妖魔化，成为患者心中悬而不落的大石，压得患者动弹不得。

在中国，前列腺炎已成为许多男性心中的一道心灵枷锁，很多人为了痊愈，日夜奔走求医，吃遍天下"偏方"，为此竭尽全力、耗费巨资，即使知道是面对欺骗和愚弄，但仍然上当受骗、全力一搏。

面对中国男人的切肤之痛，前列腺炎其实并不会给患者的生活造成很大的影响，几乎所有的男性在人生的某个阶段总会出现前列腺问题。前列腺炎就像感冒一般，只不过这种感冒在中国摇身一变，成了流行性的"超级"感冒。尽管大多前列腺炎的症状很轻，主要表现为尿频、尿急、尿不尽、尿痛、排尿不尽、排尿困难等，但并不会威胁患者的生命。其致病的原因常是由于久坐、缺乏运动引起的，容易导致会阴部的肌

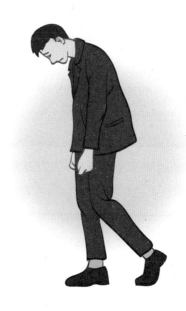

肉紧张，从而产生疼痛。由于患者缺乏相关的知识，无法理解前列腺炎的不适症状，再加之受外界出现的一些别有用心的、夸大其词的不实宣传影响，会让患者出现极重的精神负担。

和中国人不同，很多西方人都不会将前列腺炎看得很重，因为他们十分了解此病，也知道应该如何去治疗和预防。相比之下，中国男人的前列腺不堪重负。

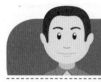

前列腺炎的种类

前列腺炎是由于前列腺受到微生物等病原体感染或某些非感染因素刺激感染而引发的炎症反应，以及由此造成的患者前列腺区域不适或疼痛、排尿异常，甚至是肾功能衰弱等相关的临床表现，是一种让人十分困惑而又常见的疾病。此病的发病率约为25%，且易受各种内在因素和环境因素的影响。日前，医学界认为此病并非是一个独立的疾病，而是具有各自独特形式的综合性疾病或综合征。这种综合征各自有独特的病因、临床特点和结局。

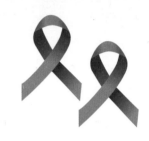

❶ 传统的分类方法：根据前列腺炎的临床表现、病原学以及病理学等特征，可以将其分为不同的类型。根据前列腺的临床表现和发病过程，可将其分为急性前列腺炎和慢性前列腺炎；根据前列腺的病理变化，可将其分为特异性前列腺炎与非特异性前列腺炎两类；根据病原学理论，可将其分为细菌性前列腺炎、非细菌性前列腺炎、淋菌性前列腺炎、真菌性前列腺炎和滴虫性前列腺炎。以往大多采用的是以"四杯法"为基础的传统分类方法，即将前列腺炎分为急性细菌性前列腺炎、慢性细菌性前列腺炎、慢性非细菌性前列腺炎和前列腺痛综合征四类。

❷ NIH分类法：1995年，美国国立卫生研究院（NIH）在过去综合分类的基础上对前列腺炎进行了重新分类，将前列腺炎分为Ⅰ型（急性细菌性前列腺炎）、Ⅱ型（慢性非细菌性前列腺炎）、Ⅲ型（慢性细菌性前列腺炎/慢性骨盆疼痛综合征）和Ⅳ型（无症状性慢性前列腺炎），这一标准为多数国际社会和学术团体所接受。

✚ I 型（急性细菌性前列腺炎）

❶ 定义：是由细菌、病毒及其他病原体引起的前列腺腺体和腺管的急性炎症。其致病菌主要为大肠杆菌，其次为产气杆菌和变形杆菌，另外还有链球菌、金黄色葡萄球菌、类白喉菌、绿脓杆菌和克雷白杆菌等。

❷ 主要症状：急性细菌性前列腺炎起病急、症状重，通常多数患者可出现全身感染中毒症状，包括高热、寒战及肌肉、关节的疼痛，出现恶心、呕吐和厌食等症状；局部的症状表现为会阴部疼痛、排尿不适与尿道疼痛，甚至有明显的尿频、尿急、尿痛等症状，有时还伴有尿潴留、前列腺脓肿等；直肠症状表现为直肠胀满，大便急和排便痛，大便时尿道流白；性症状表现为性欲减退、性交痛，甚至导致血精和阳痿。急性细菌性前列腺炎常伴有精囊炎、附睾炎和输精管炎等。

❸ 诊断方法：主要依靠询问病史、直肠指检、体格检查和血、尿的常规分析以及细菌学检查。

❹ 直肠指检：发现前列腺肿大、触痛和局部温度升高和外形不规则等。

❺ 体格检查：发现耻骨上有压痛、不适感，有尿潴留的患者可触及耻骨上肿胀的膀胱。

❻ 尿常规分析：尿液混浊甚至有脓尿，有大量絮状物及碎屑物沉积，镜检时可见大量白细胞。

❼ 血常规分析：白细胞 $> 1 \times 10^9/L$，中性粒细胞 $> 70\%$，出现核左移，甚至出现幼稚细胞。

❽ 细菌学检查：涂片法，在镜检时可见细菌，尿液或血液培养可呈阳性。

❾ 治疗措施：选择敏感抗生素，并配合支持对症疗法。急性细菌性前列腺炎患者应以抗感染为主，可给予患者广谱抗生素。同时，患者还应注意休息，适当补充水分，保持排便通畅，必要时可服用退热药和止痛药。对于还患有尿潴留的患者，应进行耻骨上的穿刺针抽吸或导尿等对症治疗。

✚ Ⅱ型（慢性细菌性前列腺炎）

❶ 定义：是由前列腺慢性复发性细菌感染引起的前列腺慢性炎症，常有慢性尿路感染病史。其致病菌常有大肠杆菌属、变形杆菌属、克雷伯菌属等。

❷ 主要症状：主要表现为排尿异常和局部疼痛。排尿异常表现为排尿时尿道口常有灼热感、尿频、尿急、尿不尽、夜尿增多、尿滴沥及尿道口"滴白"现象；局部疼痛表现为会阴部、肛门、后尿道坠胀不适或疼痛，或腹部股沟、耻骨上、睾丸和阴茎等处出现不适。

❸ 诊断方法：主要根据病史、直肠指检和前列腺液检查。

❹ 直肠指检：前列腺不大或有一定程度的缩小，质地变硬，形状不规则，或有一定的压痛感。

❺ 前列腺液检查：呈微黄浑浊或含有絮状物，白细胞增多，在高倍视野中超过10个。

❻ 治疗措施：一般前列腺炎患者根据自身病情的轻重缓急，治疗措施有以下四种选择。

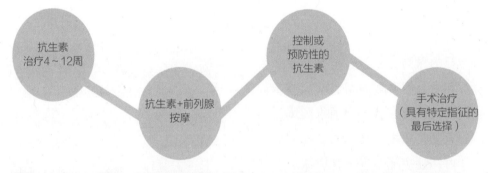

✚ Ⅲ型（慢性非细菌性前列腺炎/慢性骨盆疼痛综合征）

该病的发病率较高，多达70%的前列腺炎患者都属于该种类型。其发病原因复杂，症状多样且难以治愈，给患者造成了极大的生理和心理负担。多数学者认为，该病的主要病因可能是病原体感染和炎症的共同作用，致病菌主要为葡萄球菌属，其次为大肠杆菌、棒状杆菌属和肠球菌属等。但近年来的研究表明，患者的个人因素（饮食习惯、精神因素等）也与该病有密切联系。

❶ 主要症状：与慢性细菌性前列腺炎症状相似，主要表现为尿频、尿急、尿失禁等排尿异常症状和会阴部、腹股沟部等出现的局部疼痛症状。

❷ 诊断方法：主要依靠直肠指检、前列腺液检查、B型超声检查、细菌学检查。

❸ 直肠指检：前列腺呈饱满或增大状，质地柔软，有压痛感。

❹ 细菌学检查：推荐三杯法检查。检查前大量饮水，取初尿10毫升（VB1），再排尿200毫升取中段尿10毫升（VB2），而后做前列腺按摩，去前列腺液，最后再排尿10毫升（VB3），均送细菌培养及菌落计数。若VB1和VB2细菌培养为阴性，VB3细菌培养为阳性，即可确诊。

❺ B型超声检查：显示前列腺组织结构界限不清、混乱。

❻ 前列腺液检查：高倍视野情况下，前列腺液中的白细胞数超过10个，且卵磷脂小体减少。

该病依据前列腺按摩后尿液中有无白细胞又可分为两种，即Ⅲ A 型（无菌性前列腺炎）和Ⅲ B型（前列腺痛）。

Ⅲ A型（无菌性前列腺炎）治疗

抗生素治疗4周 → 前列腺按摩

α受体阻滞剂 → 抗炎药

植物药 → 非那甾胺

必要时考虑手术	→	微波热疗

ⅢB型（无菌性前列腺炎）治疗

镇痛药、抗炎药、肌松剂、α受体阻滞剂	→	物理治疗
必要时考虑手术	→	消除疑虑及心理支持

✚ Ⅳ型（无症状性慢性前列腺炎）

此病由于缺乏明显的症状而不为临床所重视，相关报道也较为少见，所以难以被发现，但在前列腺内有炎症存在的证据。在患有不育症的男性之中，大概有20%的男性同时患有此病。

❶ 主要症状：此病并非没有症状，而是症状不明显，虽没有常见的前列腺发病症状，但也有例如精神紧张、性功能下降、多梦、失眠、烦躁和神经衰弱等症状。

❷ 诊断方法：此病的诊断与慢性非细菌性前列腺炎相同，可参考慢性非

细菌性前列腺炎的诊断方法。

❸ 治疗措施：此病一般不需要治疗，只有在患者并发不育症、前列腺癌、前列腺增生、计划施行下泌尿道检查或内镜操作及其他相关疾病时，才考虑采取相应的治疗措施。

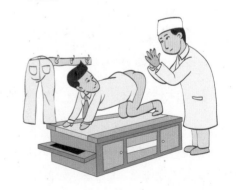

	Ⅰ型	Ⅱ型	Ⅲ型		Ⅳ型
前列腺炎传统分类方法	急性细菌性前列腺炎	慢性细菌性前列腺炎	Ⅲ A 型	Ⅲ B 型	无症状性前列腺炎
症状	起病急，突发的发热性疾病，伴有持续和明显的下尿路感染症状	反复发作的下尿路感染症状，持续时间超过3周	长期、反复的骨盆区域疼痛或不适，持续时间超过3周，可伴有不同程度的排尿症状和性功能障碍		无直观症状，仅在有关前列腺方面的检查时发现炎症证据
实验室检查	尿液中白细胞数量升高、血液和（或）尿液细菌培养阳性	尿常规检查阴性时才能进一步做前列腺液或精液检查			前列腺液、精液、前列腺组织活检等时发现有炎症证据
前列腺液或精液中白细胞数量	无法检查前列腺液或精液常规检查及细菌培养	升高	升高	在正常范围内	对于男性不育症或精子参数异常者需要做前列腺液或精液检查
前列腺液或精液细菌培养	无法检查前列腺液或精液常规检查及细菌培养	阳性		阴性	对于男性不育症或精子参数异常者需要做前列腺液或精液检查

学习了前列腺炎的类型、主要症状、诊断方法和治疗措施，对正确认识前列腺炎和战胜前列腺炎奠定信心具有重要意义。不同类型的前列腺炎，其主要症状不同，治疗措施也不同，患者只有在清晰明白这一点之后，才能确定适用于自身的治疗方法和保健方式，这对抵抗疾病有着巨大的作用。

优选序号	治疗类别	典型例证
1	抗生素	喹若酮类、大环内酯类
2	α 肾上腺素能受体阻滞剂	多沙唑嗪、盐酸坦索罗辛、特拉唑嗪
3	前列腺按摩	持续多次前列腺按摩
4	抗炎治疗	非甾体类抗炎药
5	止痛措施	阿米替林、加巴喷丁、替扎尼定、止痛药
6	生物反馈	会阴肌训练（肌电图或压力探查），膀胱功能训练
7	植物药疗法	花粉提取物、锯叶棕、槲皮酮
8	α 还原酶抑制剂	非那甾胺
9	肌肉松弛剂	氯苯氨丁酸
10	器械	经尿道微波治疗、激光、经尿道细针消融
11	物理治疗	按摩治疗，坐在空垫子上或中空的垫子上
12	心理治疗	发现并矫治相关的致病心理因素
13	替代疗法	培养良好的应对方式、沉思、针刺疗法
14	类肝素	戊聚糖多硫酸钠
15	抑制尿酸	别嘌醇
16	手术治疗	经尿道膀胱颈切开、前列腺根治
17	其他	辣椒辣素

Ⅰ型前列腺炎患者治愈标准：所以症状全部消失，临床检查无任何异象。

Ⅱ型、Ⅲ型前列腺炎患者治愈标准：自觉症状消失或明显减轻，客观检查结果均为阴性。

前列腺炎患者在治愈后通常可完全恢复各器官的生理功能。因此，治愈后的患者应恢复正常的生活。

什么是膀胱过度活动症

你是否有过这样的尴尬经历：正在开会，忽然尿意袭来，憋得满脸通红，最后还是硬着头皮起身去了厕所；大冬天的夜晚，一夜五六次的间歇性地跑厕所；更有甚者，在跑向厕所的途中，竟像儿时一样，不经意间内裤尽湿。尿频、尿急、尿不尽未必是前列腺惹的祸，而且也未必只有男性才有，医学专业名称为膀胱过度活动症，由于膀胱充盈期逼尿肌不随意缩收而造成。

➕ 膀胱过度活动症的表现

中国的膀胱过度活动症发病率并不算太低，但与"大名鼎鼎"的前列腺炎而言，它真的太过于"低调"了，在民间的知晓率很低，同时也影响了患者及时就诊。相关调查显示，我国的膀胱过度活动症的总体患病率为5.2%，其中40岁以上人群患病率为10.6%，且该病的发生率随着年龄的增加而增高，

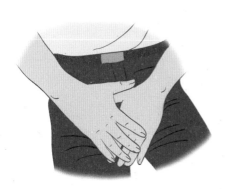

女性常在30岁后，男性常为50岁后呈上升趋势。膀胱过度活动症的主要症状是尿急，患者一般一周会出现1~6次尿急症状。随着此病的加重，患者的尿失禁比例也会增大，且这种趋势在女性患者身上更为明显。

➕ 前列腺问题只是其中原因之一

膀胱过度活动症的病因尚未明确，可能与前列腺增生、内分泌系统、盆底肌和神经系统等有关，也有可能是因为膀胱异常、尿道及膀胱受到感染或异常等。另外，心理性尿频也是一个原因。但无论是何种原因，若怀疑自己患上此病，请一定要及时到医院就诊。

✚ 患者很少就医且回避性生活

膀胱过度活动症对患者的影响颇大，主要表现在社交、日常行为及睡眠质量等方面。如患者会刻意减少社交，在工作上影响效率，在生活中常需要特殊的内衣和卧具来保证卫生清洁。另外，患者担心膀胱过度活动症会发生在性生活之中，往往会减少性生活甚至是回避性生活。有关调查显示，在膀胱过度活动症的患者之中，有超过80% 的患者未曾寻求治疗。大多患者认为这是个人隐私问题，如去求医则太显尴尬，因此常年默默忍受着痛苦，不去医院就诊。

（1）改变不良的生活方式

如注意饮水，避免一次性摄入大量的水。戒掉酒及含有咖啡因的食物和饮料，尽量在白天补充水分，晚间时候不再饮水等。

（2）常做膀胱训练

尿急时不要立即冲入卫生间，而是先憋一会，等待排尿的感觉减弱时再去排尿；合理地规划好时间，做到定时排尿，抑制排尿冲动，尝试转移注意力来减缓尿急的感觉。

（3）盆底肌训练

通过排尿期间不断停止和开始排尿，锻炼括约肌，尿道收缩此肌肉3秒，然后放松3 秒，如此重复10 次，每天分别做3 组练习。

我们大多时候都 "冤枉" 了前列腺，当铺天盖地的医疗广告都在说"尿频、尿急、尿不尽，定是前列腺有问题"的时候，请不要盲目地相信。

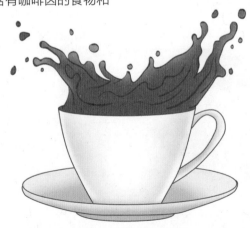

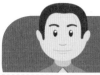

慢性前列腺炎症状指数

慢性前列腺炎是困扰泌尿男科医生和广大患者的一种疾病，它可以发生在男性的各个年龄段，临床上以30～50岁的男性多见。美国组织制定了由9个问题组成的慢性前列腺炎症状积分指数，用于研究前列腺炎的3个重要症状：疼痛、排尿异常和对生活质量的影响。你不妨测试一下自己的前列腺状况作为参考。

✚ 排尿症状评分

1. 最近一周，你在以下区域出现过疼痛或不适吗？

    A.睾丸与肛门之间的区域（会阴部）　　　　有（1）无（0）

    B.睾丸　　　　有（1）无（0）

    C.阴茎头部（与排尿无关）　　　　有（1）无（0）

    D.腰部以下、耻骨上或膀胱区域　　　　有（1）无（0）

2. 最近一周，你有以下症状吗？

    A.排尿时疼痛或灼烧感　　　　有（1）无（0）

    B.性高潮（射精）时或以后出现疼痛或不适　　　　有（1）无（0）

3. 最近一周，你是否总是感觉（1）中所述部位疼痛或不适？

    从不（0）；很少（1）；有时（2）；经常（3）；频繁（4）；几乎总是（5）。

4. 下列哪一个数字可以描述你最近一周内发生疼痛或不适时的"平均程度"。

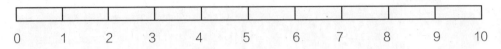

"0"表示无疼痛，依次递增到最严重为"10"表示可以想象到最严重的疼痛。

➕ 排尿症状评分

5. 最近一周，排尿结束后，是否经常有排尿不尽感？

根本没有（0）；

5次中少于1次（1）；

少于一半时间（2）；

大约一半时间（3）；

超过一半时间（4）；

几乎总是（5）。

6. 最近一周，排尿后少于2小时时间内是否经常感到又要排尿？

根本没有（0）；

5次中少于1次（1）；

少于一半时间（2）；

大约一半时间（3）；

超过一半时间（4）；

几乎总是（5）。

➕ 症状的影响

7. 在过去的一周内，你的症状是否总是影响你的日常工作？

没有（0）；几乎不（1）；有时（2）；许多时候（3）。

8. 在过去的一周里，你是否总是想到你的症状？

没有（0）；几乎不（1）；有时（2）；许多时候（3）。

✚ 生活质量

9. 如果在你以后的日常生活中，过去一周出现的症状总是伴随着你，你的感觉怎么样？

快乐（0）；高兴（1）；大多数时候满意（2）；满意和不满意各占一半（3）；

大多数时候不满意（4）；不高兴（5）；难受（6）。

✚ 慢性前列腺炎积分研究结果

（1）疼痛和不适的评分包括1~4问题，各个问题分数的总和为0~21。

（2）排尿症状评分包括对5和6问题分数的总和为0~10。

（3）临床症状对生活质量的影响评分包括对问题7、8、9回答分数的总和为0~12。

✚ 积分的报告形式

将上述三个方面的积分分别报告：

● 其中疼痛的亚评分为0~21分；排尿症状的亚评分为0~10分；临床症状对生活质量的影响的亚评分为0~12分。

将疼痛不适与排尿症状评分两项相加后进行报告，范围在0~31。

●症状较轻的积分为0~9分；症状中等的积分为10~18分；症状严重者积分为19~31分。

报告总积分，范围在0~43。

●症状较轻者积分为 1~ 14分；症状中等程度者积分为 15~ 29分；症状严重者的积分为30~43分。

总积分越高，表明患者的临床症状或病情就越严重。

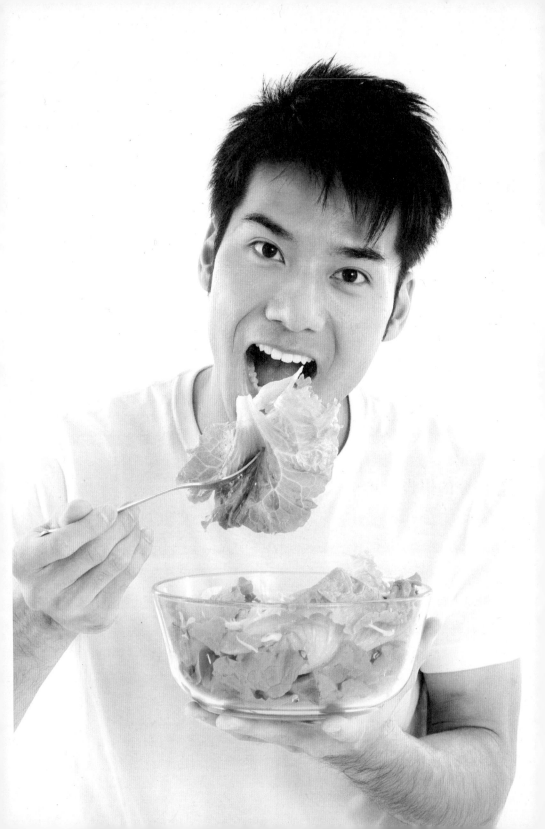

Part 4

坏习惯会导致前列腺炎

"病后而药之，乱后而治之，皆如渴而穿井，其时晚矣。"所以，治病不如防病，很多疾病如果不从预防入手，到了后期只能束手无策。同理，只有杜绝日常生活中的不良习惯，才能降低前列腺炎的发病概率，远离前列腺炎疾病，这样才能提高生活质量。

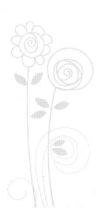

久坐可能会导致前列腺炎

前段时间，小李接了一个新项目，工作量猛然陡增，每天需要坐足8～10小时，别说中途休息，经常连上个厕所都没时间。半个月后，他终于忙完了，可毛病也来了。连续两天，他都感到小便时有点疼痛，而且总想上厕所，前列腺部位明显不舒服。到医院一检查，小李吓了一跳，他得了前列腺炎，原因就是久坐再加上憋尿。

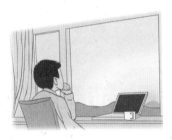

现在大部分的上班的人都在重复这样的生活：乘车或开车上班，到办公室后屁股坐到椅子上不轻易起来，下班回家后到电视机前就是一个"莲花坐"，也懒得动。大部分上班的人都不知道，成为这样的"久坐一族"，迟早会诱发前列腺疾病。

世界卫生组织的一项新的研究报告表明，全世界已经有接近两百万的人是死于长时间地坐着的。由此可见，"久坐"是男性健康非常厉害的杀手之一。从生理学上看，久坐可以使得血液循环变慢，尤其是会阴部的血液循环变慢，导致会阴及前列腺部位慢性充血、发肿，短时间地坐尚可，一旦时间过长，会造成局部的新陈代谢产物的堆积，前列腺腺管出现阻塞现象，腺液无法完全排出体外，于是就会诱发前列腺炎。

或许你已经发现，当你坐的时间较长的时候，总是会出现一些不舒服的感觉，如腰酸背痛、下身压迫感等，而且也知道"久坐伤腰"这个道理，但却不知道久坐也是导致前列腺炎发病的重要因素。前列腺位于膀胱正下方，男人就是坐在前列腺之上的，时间一长会引发一种无菌性的"压迫性炎症"，并出现尿频、尿急、尿道灼热等症状，这就是前列腺炎。而前列腺炎常光顾周围的组织，继而引发腰骶、下腹、会阴、阴囊等部位的坠胀感。

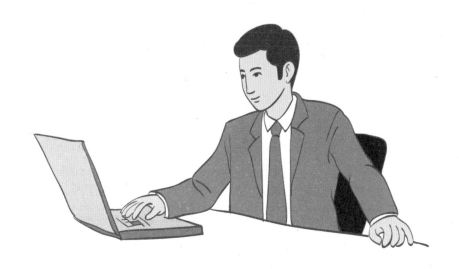

✚ 男人"坐"就要坐出健康

❶ 座位冷热要适中：前列腺对温度十分敏感，寒冷刺激可诱发前列腺炎。另一方面，睾丸怕热，当温度高于35℃时，会降低精子质量，进而影响人的生殖功能。因此，男性冬天在户外散步、锻炼时，最好随身带一块坐垫，切勿累了就直接坐在冰冷的板凳上。另外，桑拿房、淋浴室这种热地方，男性也最好少去。

❷ 座位软硬要适度：太硬的板凳会加大盆腔器官受挤压的程度，时间长了会引发盆底肌肉功能异常，导致前列腺充血，进而导致前列腺炎；太软的沙发则会使男性的整个臀部都陷进去，这也加大了挤压力度；而且，阴囊被包围受压，以致睾丸的温度上升，生殖功能受到影响。

无论如何，男性最好避免久坐。建议出租车司机、白领男性，最好每隔40分钟就起来活动8～10分钟，让饱受压力的前列腺放松一下。同时，多喝水、不憋尿，避免过多食用辛辣刺激性食物，少喝酒，以免造成前列腺局部充血。这些良好的生活习惯，均有助男性防范前列腺炎。

手淫可能会导致前列腺炎

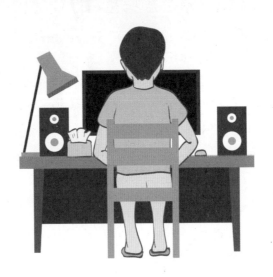

　　24岁的小王非常帅气，有点翻版金城武的气质，但在就诊时却是一脸的沮丧和疲惫，他用绝望的眼神看着我："医生，救救我！如果你不救我，我真的活不下去了。我看了4年的前列腺炎，病没治好，钱也花光了。每天头晕眼花、腰酸背痛，干什么都提不起精神，对什么都没兴趣，现在连女朋友也不敢谈，我觉得人活着真没意思。"

　　我瞅了他两眼，示意他继续往下说。他咽了口唾沫，说："我这前列腺炎是手淫引起的，那时候小，不懂事，觉得手淫好玩、舒服，就上瘾了。后来，看电视说手淫有害，会引起前列腺炎，到医院一查，说有前列腺炎，需要治疗，谁知道治了几年也没治好。都是手淫惹的祸！"

　　我经常会遇到像小王这样的患者，认为前列腺炎是手淫惹的祸，早泄也是手淫惹的祸，似乎手淫就是万恶之源。也不怪大家会这样想，在中国，手淫自古以来就是人们所不齿的事情，似乎是十恶不赦的大罪一般，对身体有百害而无一利。那么，手淫到底会不会引发前列腺炎呢？

从中医的角度来看，凡事都讲一个"度"，过度则乱，手淫也符合此理。过度的手淫是造成前列腺充血的原因之一。前列腺部位的血液循环特点是动脉血液供应比较丰富，而静脉血液回流阻力则较大，如果前列腺长期反复充血，就会加重静脉的回流阻力，使得局部血液瘀滞，造成局部的免疫能力下降，细菌这时便会乘虚而入，造成感染，最终诱发前列腺炎。举个例子来说，若一个人每天手淫，甚至一天手淫数次，这样就会对神经系统、性腺、性器官过度刺激，会引起疲倦、腰酸腿软、精神萎靡、性欲减退、早泄、不射精等性功能衰退症状，甚至由于前列腺器官反复充血还会导致慢性前列腺炎和生殖功能障碍。

另外，手淫时用力过度或手淫方式不对，会引起阴茎的损伤，损伤后的纤维化会导致勃起时阴茎弯曲、疼痛，甚至影响正常的性交。

但是，手淫的频率若是在这个"度"的范围内，非但不会引发前列腺炎，而且对身体也是大有裨益的。适度的手淫能帮助清除前列腺液，缓解前列腺的血液淤积，对保护或恢复前列腺功能具有积极的意义。

手淫不过是一种性生活方式，是性兴奋的正常宣泄，是对男女性生活的一种补充，尤其是没有固定性伴侣的人。据调查显示，几乎90%的成年人在一生当中都有手淫的经历。对于一个正常人来说，手淫不过只是排泄了一点性腺每天都分泌的化学物质而已，有规律的适当手淫，对前列腺炎反而有着治疗的作用，它相当于规律的前列腺按摩。

但俗话说"满则溢"，一旦手淫过度，则就要警惕前列腺炎了。

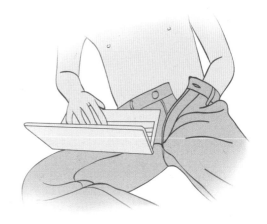

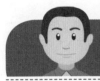

纵欲会导致前列腺炎

性生活是生活的重要组成部分，正常融洽和谐的性生活是男女生理的天然需求，然而过度的性生活则会对身心产生极大的不良后果，其中之一便是诱发前列腺炎。纵欲是前列腺炎最大的病因，据统计，因纵欲患上前列腺炎的患者占了患者比例的一半以上。

首先，长时间保持在性兴奋状态，放纵性欲，短时间内持续进行多次性生活的男性，极易诱发前列腺炎。其原因是房事时造成的前列腺充血、水肿，在一般情况下需要24~48小时才能自然消除。由于男性性生活过频，容易引起前列腺反复充血、肿胀而诱发前列腺炎。此外，纵欲过度还造成体力的较大消耗，甚至出现透支现象，久而久之会造成免疫力下降，性器官功能受损，甚至连思维能力、记忆力等也会每况愈下。性冲动的连续与重复发生会加重性控制中枢神经与性器官的负荷，久而久之还会引起性功能衰退。

其次，过度的性生活易造成前列腺的主动或被动充血，前列腺组织的功能性收缩，亦可造成腺组织的损伤并引发炎症。由于前列腺液大量排出，使得前列腺液中微量元素锌的含量减少。锌一般被认为是前列腺液中起抗菌作用的主要成分，锌含量的减少，可使前列腺局部免疫能力下降，极易遭受细菌的入侵，从而也极易导致前列腺炎的发生。

另外，长时间禁欲也极易引发前列腺炎。一方面，一次射精后，盆腔充血消退的时间一般为15~30分钟，若无性高潮期，则盆腔充血需1天才能消退。前列腺液长期不能排出或长期没有射精，成年男性就会产生一种胀满感，并有排解生理紧张的欲望，若欲望无法满足，常会因生理冲动引起前列腺充血，引发并加重慢性前列腺炎的症状。

另一方面，前列腺发生炎症时，前列腺液中有很多的细菌和炎症细胞，如不进行性生活，前列腺液积聚在腺泡内无法排出，细菌不断繁殖，虽然使用有效的抗生素也很难取得满意的效果。

所以，无论是纵欲还是长时间禁欲，都对身体健康无甚好处，还极易引发前列腺炎。不管你是毛头小伙，抑或是正当壮年，为了自身的健康，请合理地控制性生活的频率，避免因纵欲或禁欲而诱发前列腺炎。

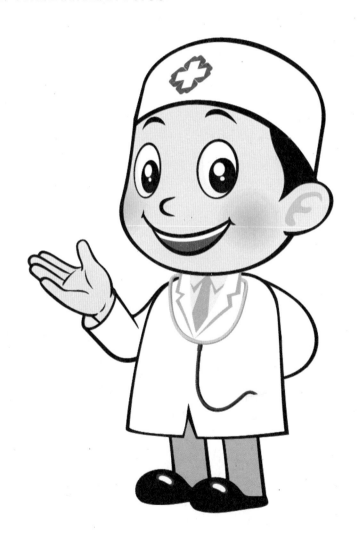

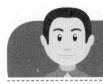

心理因素影响前列腺炎

人类的心理因素和生理因素是互相影响的，二者可以互相促进，也可以互相破坏。前列腺炎是影响男性健康的一个重要疾病，超过50%的男性都会与它不期而遇，心理因素在前列腺炎发病中的作用越来越受到相关医者的重视，并围绕两者之间的关系进行了大量研究，最后得出结论，不良的心理因素可以引起前列腺炎。

国内研究发现，慢性前列腺炎患者普遍存在抑郁、焦虑、悲伤、恐惧等情绪。这些不良的心理因素会使得男性盆腔肌肉发生不自主的收缩，因而对膀胱和尿道造成影响，会出现尿频、尿急、尿不尽、尿痛和下腹会阴部疼痛等症状。特别是伴有性功能障碍者，精神压力增加，导致的心理症状明显。这些男性可能出现前列腺炎的相关症状，但在全面检查时往往又没有明显的异常存在，因为在适当的调整不良情绪后，这些症状可以快速消失或明显减轻，没有太大的临床意义。一旦不良情绪长期存在，则会引发慢性前列腺炎，也就是学者口中的"紧张性前列腺炎"。

因此，患者的精神心理症状与前列腺炎久治不愈有关，久治不愈的前列腺炎会加重心理症状，对患者来说，只有症状的缓解，才是唯一的治疗终点。

病程越长，患者的心理障碍越重，心理负担越重，病程越迁延。心理因素直接影响着该疾病的转归，心理变化同慢性前列腺炎发病与治愈可互为因果。因此，对这类男性的治疗关键在于注意休息和保持充足的睡眠，调节心理状态、

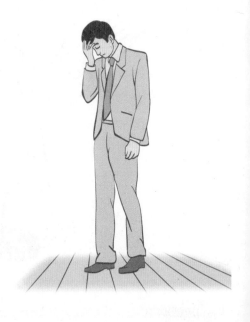

消除紧张情绪。同时，适当地应用一些调整自主神经功能的药物，以及其他对症支持疗法。

有的患者因有不当的性行为，碍于"面子"问题，不愿到正规医院求治，只能独自忍着，这样就容易产生焦虑、抑郁和恐惧等悲观心理障碍，最终只会诱发前列腺炎，导致身体每况愈下。这类患者只有面对现实，及时求医，并如实地向大夫告知自己的症状和病情，才能扫除心理障碍，逐渐恢复健康。

有的患者出现了性功能障碍，由于担心影响夫妻关系和生育，而终日心神不定，惴惴不安。这些心理障碍和情绪使患者的精神负担加重，直接影响治疗，而且会导致疗效越来越差。因此，这类患者应积极并彻底纠正自己的不良性行为，重新树立健康向上的性观念和性意识，从精神上得到彻底解脱。

慢性前列腺炎是青壮年的常见病，它的临床症状可以使患者烦躁不安、痛苦异常，有时候甚至觉得生不如死。因此，要彻底治愈本病不能仅靠用药，还应增加心理治疗和护理，有效地减轻患者的心理压力，消除因心理障碍而引起的恶性循环。

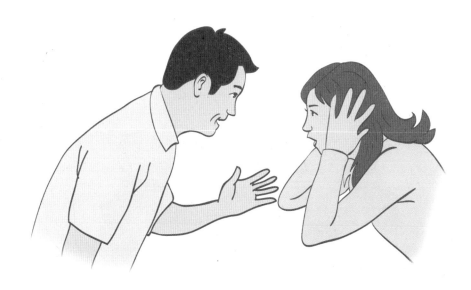

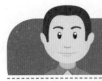

注意生殖器卫生

上个月我的门诊来了个年轻人，叫作小林。小林那本该充满活力的脸上满是愁容，看着让人不禁有些心酸。在我的耐心询问下，小林才打开心扉，痛心疾首地对我说，医生，我真是个懒人呐。

我继续听他讲述，大概听了个明白。原来小林这病是上个月发的，那时他在山里进行毕业旅行，心里美滋滋的，拿着个单反，整天都在山里转，到处去拍自然美景。再加上他人比较懒，不喜欢洗澡，特别是从来也不洗生殖器部位，久而久之就被病菌感染，患上了前列腺炎。

我一边给他开药一边劝慰他，个人卫生很重要啊，特别是生殖器卫生，一点也马虎不得。所谓吃一堑长一智，有了这个教训，也许今后你就会放在心上了。小林接过我开的单子，郑重地点了点头。

前列腺炎的病因是有很多种的，其中，就包括生殖器卫生习惯这一项。因为很多时候，侵入前列腺的致病菌都是因为男性卫生状况不良，给其制造了生存环境，导致了前列腺炎的发生。

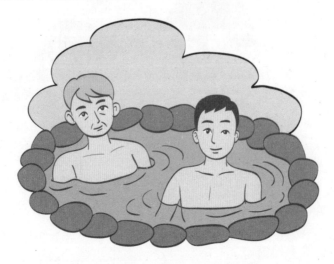

大多数男性朋友，尤其是单身的男性朋友来说，对自己的个人卫生一般不会特别注意，有的是因为单身犯懒，有的则是因为工作太累，懒得清理，而这些因素都会成为前列腺的病因。因为生殖泌尿器官集结在下身，若不注意卫生，各种微生物、细菌、病毒、支原体、衣原体等就可能通过尿道进入体内引起尿路感染而诱发前列腺炎。特别是包皮过长者，细菌容易藏身于包皮部位，如果平时不注意卫生，不多加清洗，机体抵抗力下降，很可能会引发感染，诱发包皮龟头炎和前列腺炎等炎症。

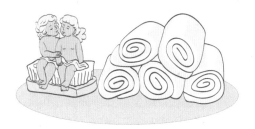

✚ 保证生殖器的卫生

❶ 每天睡前用温水清洗生殖器，但是注意不要使用碱性的清洗液或者肥皂，水温也不要太高，最好是有专门清洗的毛巾和盆，切忌使用别人的。另外，内裤也要及时地清洗。

❷ 要穿棉制短裤，不要穿过紧的、不吸水的、不透气的化纤内裤，每日要勤换内裤。

❸ 男性若有包皮过长，应该做包皮环切术。性交前应清洗处生殖器，尤其是包皮内侧和冠状沟处的积垢，性交后应及时排尿，排除有可能感染的细菌。

❹ 男人只要发现外生殖器出现红斑、结节、增生物、溃疡、渗出液等情况，应立即去正规医院接受专业诊治。

❺ 男女双方要爱情专一，切不可搞婚外恋、婚外性关系，这是预防疾病发生最可靠的措施。

只有一个干净整洁的环境才能给男性一个好的生活状态，才能减少前列腺炎相关症状的出现。所以，不注意生殖器卫生是会导致前列腺炎的。建议男性在平时注意清洁自己的身体，家属也要注意对其个人卫生的督促，尽量减少病菌的淤积，降低疾病侵害机体的可能性。

过度饮酒会导致前列腺炎

26岁的张先生是做生意的，做生意难免要应酬，和客户喝酒喝到半夜两三点都是家常便饭，有时候一天要赶几个酒局，几乎天天都酩酊大醉。这几天放松了一下，但他总是感觉身上不舒服，而且经常出现尿频、尿急这些症状，有几次喝酒喝到一半，他突然就站起身来，朝着卫生间方向跑，搞得伙伴们都很尴尬。这两天有了时间，张先生来到医院就诊，结果被诊断为慢性前列腺炎，这让他大吃一惊，也让他很纳闷，不就是喝点酒嘛，怎么会喝出了前列腺炎呢？

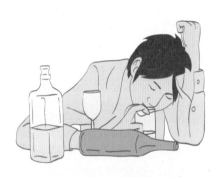

前列腺炎的诱因很多，如久坐、少运动或者是房事过多过于频繁等，但很少有人知道，饮酒过度也是前列腺炎的发病因素之一。

前列腺是男性最为重要的生殖器官之一，是精液的主要制造者，也是男性的多事之地。据统计，60%的前列腺炎复发患者都是由于过度饮酒造成的。因饮酒过度引发的前列腺炎，主要发生于节假日前后。

男人不可避免的需要对付各种应酬，各类大大小小的酒会、饭局和聚餐等都需要以酒助兴，男人在这种情况下，为表明自己的激情豪迈，喝起酒来无所顾忌。但殊不知，就在他们觥筹交错之际，把酒言欢之时，前列腺早被"折磨"得不堪重负。饮酒又是如何伤及前列腺健康的呢？

前列腺是个对酒精十分敏感的器官，当血液中的酒精浓度越高，前列腺就肿胀得越厉害，进而压迫尿道，造成尿等待、尿不尽、排尿困难等症状，非常容易滋生炎症。当这种压迫特别严重时，甚至还会引发尿潴留，患者一滴尿也无法排出。

此外，酒中的有害物质积聚，极易破坏人体的免疫系统，使人体免疫能力

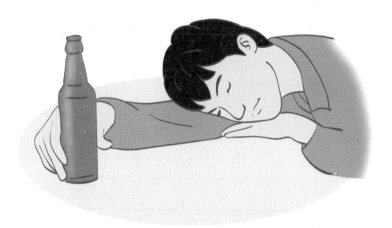

下降，细菌、病毒或其他微生物更容易入侵，进而引发尿道系统疾病，如前列腺炎等。酒精本身就是一种性腺毒素，会使男性前列腺中毒，引发前列腺炎等前列腺疾病，重度中毒者甚至会出现性功能障碍。因此，男性必须努力戒酒，倘若出现小便吃力，则需要赶快到医院检查前列腺，防止病情进一步发展。

另外，酒具有令血管扩张的作用，酒精可以引起内脏器官充血，前列腺也不例外。如同男性在喝酒之后脸红，是因为酒精扩张面部血管一样。酒精进入男性体内会加速血液循环，致使前列腺长时间反复充血，这是引起慢性前列腺炎的重要原因之一。

事实证明，喝酒过度确实会导致前列腺炎。所以，在预防和治疗慢性前列腺炎时，防止可能引起或者增加前列腺充血的因素，戒酒这一行动就显得至关重要了。

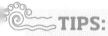

TIPS:

为防止前列腺炎，男性除了戒酒之外，还应戒烟，少吃辛辣油腻的食物，多喝水，多吃蔬菜和水果。

少洗桑拿浴

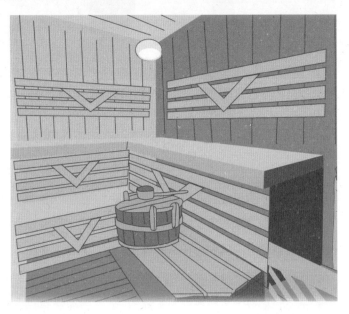

我的这个病人是一个气度不凡的中年男子，1.75米左右的个子，40左右的年纪，儒雅挺拔地站在我面前。若不是在这个特定的环境，若不是他先开口讲话，我是绝对不会把他想象成病人的。他一字一句地说着自己的病情，我总结了一下，大概是这样的：他以前经常被客户请去桑拿室按摩，也没什么。可这次到娱乐城回来不到一个星期，就发现坏事了，不断地出现尿频、尿急和尿痛症状。他害怕极了，情绪也一落千丈，在忐忑不安中熬过了两天后，就硬着头皮进了我的门诊。

我指着化验单告诉他说，查出有前列腺炎，肯定是蒸桑拿"蒸"出来的病，精子活动性很弱，幸好来得早，晚点可能就是不育症了。他听了这话，低下头，像是做了错事的孩子一般。

在日新月异的社会发展过程中，物质享受也愈加丰富起来，其中有不少物质享受对男性健康来说，有时候会造成不良后果，就拿桑拿浴来说，长期的桑拿蒸浴会导致前列腺炎。

睾丸的温度一般要比人体温度低3~4℃，这样才能产出正常的精子，精子对温度的要求比较严格，必须在低于体温的条件下才能正常发育。而桑拿浴的温度高达60~70℃，致使睾丸生殖能力下降，精子数目减少，活力降低，甚至造成精子死亡，很容易发生前列腺炎甚至是不育症。此外，在不正规的桑拿浴室，很容易感染上性病和支原体、衣原体、细菌性前列腺炎疾病，从而导致不育症。

据临床统计，男性前列腺炎患者中有相当一部分人是由于睾丸温度高于正常温度所致。对于男性来说，除了桑拿不宜多洗之外，其他能够使睾丸温度升高的因素都要尽量避免，如长时间骑车、泡热水澡、久坐不动、穿紧身牛仔裤等。

当然，也不是说就绝对不能洗桑拿，偶尔为之也不妨。桑拿对人体还是有一定保健作用的：它能够加快血液循环，使全身各部位肌肉得到完全放松，达到消除疲劳、焕发精神的目的。同时，由于身体反复冷热干蒸冲洗，血管得到不断收缩与扩张，能达到增强血管弹性、预防血管硬化的效果。另外，它对关节炎、腰背痛、支气管炎、神经衰弱等都有一定的保健功效。

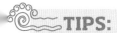

TIPS:

洗澡"五不"

血压过低时不宜洗澡。因为洗澡时水温较高，温度过高的水能使人的血管扩张，低血压的人容易出现脑供血不足，会发生虚脱。

酒后不宜洗澡。酒精会抑制肝脏功能活动，阻碍糖原的释放。而洗澡时，人体内的葡萄糖消耗就会增多。酒后洗澡，血糖得不到及时补充，容易发生头晕、眼花、全身无力等症状，严重时还可能发生低血糖昏迷。

饱餐后不宜洗澡。饱餐后洗澡，全身皮表血管被热水刺激而扩张，较多的血液流向体表，腹腔血液供应相对减少，这样会影响消化吸收，引起低血糖，甚至引起虚脱与昏倒。

劳动后不宜立即洗澡。无论是体力劳动还是脑力劳动后，都要休息片刻再洗澡，否则容易引起心脏、脑部供血不足，甚至发生昏厥。

发热时不宜洗澡。当人的体温上升到38℃时，身体的热量消耗可增加20%。此时，身体是比较虚弱的时候，这个时候洗澡容易发生意外。

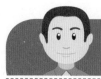

过度憋尿导致前列腺炎

尿液反流这个词大概很少有男性朋友听说过，但是这也是导致男性前列腺炎的原因之一。前列腺受炎症感染的途径有三条，其中最主要的途径是通过尿路的感染，也就是通过已经感染的尿液经由开放于后尿道的前列腺导管流入前列腺而引起。另外两种途径，一是大肠细菌经过直接扩散或淋巴途径侵袭前列腺，二是由血行感染引起的前列腺炎，不过这两种途径很少发生。

在结构上，前列腺包绕着整个前列腺尿道部，在前列腺的中央部，引流管斜行进入前列腺尿道部，因而可以防止尿液轻易地反流入前列腺。而前列腺外周部腺管是水平进入尿道或者是斜行顺着尿流的方向，这种情况就容易造成尿液反流。如果反流入前列腺的尿液已经有了感染，那么就容易引起前列腺的感染。事实上，大多数的感染都发生在

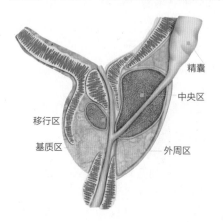

前列腺的周围带，尿液反流入前列腺是一种十分普遍的现象，并在细菌性前列腺炎的发病机制中扮演重要角色。

前列腺内尿液反流为无菌性慢性前列腺炎发生的重要因素，此类患者占20%～30%。根据解剖组织学，前列腺可分为内层与周围层，内层腺管为顺行性，而周围层腺管是逆行倒流，如果尿液经反流逆行进入前列腺体内，尿液中的一些晶体物质（如盐类）沉积在前列腺组织上，与腺管内的淀粉样体、上皮细胞、嘌呤、胆固醇、柠檬酸等包绕形成结石。

感染后的结石可长期存在于腺体内，作为感染病灶不易消除。曾有学者在前列腺切除前将炭粒粉溶液注入患者膀胱内，以后在切除前列腺标本中发现腺体及导管内有炭末；非细菌性前列腺

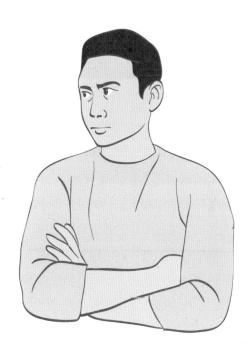

炎患者膀胱内先注入炭粉溶液，3天后再进行前列腺按摩，可见前列腺液内有很多巨噬细胞含有碳粒；非细菌性前列腺炎和前列腺痛患者行排尿期膀胱尿道造影时，发现尿液反流非常严重，前列腺及射精管内均可见显影。

这种微型结石不易被清除，经X线检查及直肠检查均不易发现，但经直肠B超可以发现，在切除的标本中能够见到。而结石成分分析发现为尿液中成分，并非前列腺液中成分。故据此证明前列腺炎的形成与尿液反流有关。

尿液反流因素对慢性细菌性前列腺炎和慢性非细菌性前列腺炎的发病都有影响。而慢性非细菌性前列腺炎是一种原因不明的炎症病变，据已有的资料表明，慢性非细菌性前列腺炎是慢性细菌性前列腺炎的8倍，有人认为解脲支原体及沙眼衣原体或许是非细菌性前列腺炎的致病因素，但证据仍不充分。

前列腺炎的治疗不能盲目进行，一定要及时就医，配合医生采取科学的方法，治疗才能全面有效。另外，鉴于尿液反流所造成的严重后果，男性朋友在平日里要注意休息，除此之外，多喝水勤排尿、尽量不憋尿，都是可以预防尿液反流的有效措施。

导致前列腺炎的其他因素

　　小朱是一家酒店的职员，由于酒店需要，经常值夜班，在酒店门口一站就是一晚，为了提神，时常抽烟，而且半夜的时候经常暴饮暴食，体重也增加了不少。前段时间他突然发现自己的性生活缩短到了5分钟，而且左边的睾丸隐隐作痛，小朱当时没假期，也没放在心上，一如既往地上班。直到昨天，他半夜突然尿急，忙从前台跑到卫生间，站在那里怎么也尿不出来，这可把他吓坏了。于是，第二天一大早他就来了我的门诊，被诊断出精索静脉曲张和前列腺炎。我听完他的讲述，便对他说，你的这两种病主要是由于抽烟和饮食不当引起的，要想好得快，就必须得积极配合治疗。小朱点点头，目光里是无尽的懊悔。

　　精索静脉曲张不及时治疗会导致前列腺炎吗？这个问题想必很多人都不了解，在这里我们给大家详细地介绍一下精索静脉曲张、痔疮与前列腺炎的关系，让大家对病情加深印象，可以更好地治疗和恢复。

　　在人们的传统观念中，慢性前列腺炎绝大多数都与局部因素有关，主要是由于尿道内病原体逆行感染引起的炎症，或尿液逆行进入前列腺引起的无菌性前列腺炎。但现代的病理学解剖证实，有89.4%的慢性前列腺炎患者都有前列腺静脉丛扩张现象。

　　有研究报道，精索静脉曲张、痔疮、前列腺静脉丛扩张具有解剖学上的相关性。研究发现直肠下段的痔静脉丛与泌尿生殖静脉丛之间有2～6条小的痔生殖静脉相交通，这些交通支将直肠回流的静脉血液单向输送到前列腺周围的泌尿生殖静脉丛。这一发现表明，直肠肛门周围的感染病原体也可以通过静脉及淋巴以直接播散的形式感染前列腺。许多学者的研究结果证明，慢性前列腺炎患者患有精索静脉曲张的概率往往较高，大约为50%，这表明两者具有较高的机会同时存在。因此，在结合以往的相关研究的基础上发现部分前列腺炎的发生，尤其是没有明确病因存在时，可能与盆腔的静脉性疾病相关，例如精索静脉曲张、痔疮、前列腺静脉丛扩张，甚至阴茎海绵体的静脉瘘等，而且它们彼此之间还会有一定的影响。因此，对于同时存在精索静脉曲张和痔疮的慢性前列腺炎患者，最好同时给以有效的治疗，可能会对慢性前列腺炎的治疗有益。但还需要直接明确的证据来进一步证明这个理论的正确性。

而反过来说，前列腺炎会引起长期的排尿困难，导致腹压增高，发生回流障碍的直肠静脉瘀血扩张而形成痔疮。所以，前列腺炎会导致痔疮的发生。但需要注意的是，前列腺炎和静脉精索曲张是两种独立的疾病，虽不互为因果，但也相互影响。

因此，当男性朋友发现自身患有精索静脉曲张或痔疮时，一定要及时就医，不可耽搁，谨防病情因拖延而进一步恶化，最终诱发慢性前列腺炎。

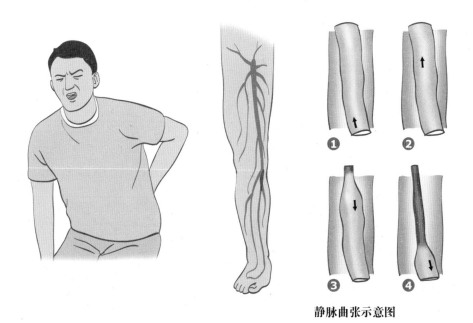

静脉曲张示意图

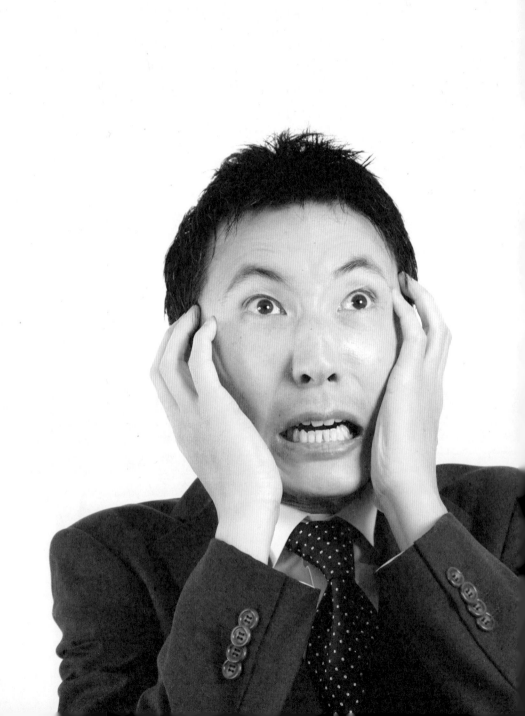

Part 5

前列腺炎误区

　　尽管现代医学已经对前列腺炎有了较深的认识，也提出了许多极有成效的治疗措施。但男性在心中对前列腺炎仍又恨又惧，有些人在不知不觉中更是走进了误区，久而久之形成了一种根深蒂固的观念，如"前列腺炎就是肾虚""前列腺炎会造成不育"等。因此，在这里收集了 11 个最为常见的误区，让您不再惧怕前列腺炎。

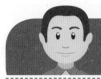

前列腺炎不会传染

李先生是一家公司的中层管理员,整日忙于公司业务,常年四处奔波。于年前公司组织的体检中,李先生被查出患了前列腺炎,他极度惶恐,又不敢和妻子说起,半个月来都和妻子分房睡,他知道这样下去也不是个办法,只好来男科找专业医生咨询。医生告诉他,他的观念错了,慢性前列腺炎一般是不会传染给伴侣的。他这才放下心来,专心治疗前列腺炎,经过这件事后,他辞去了工作开了间书店,也有了更多的时间陪伴妻子。

慢性前列腺炎是一组疾病的总称,它包括慢性细菌性前列腺炎和慢性非细菌性前列腺炎。一般来说,慢性前列腺炎根本不会相互传染。

临床上绝大多数慢性前列腺炎都是非细菌性前列腺炎,细菌性前列腺炎仅占5%左右,且多为非特异性的普通细菌或条件致病菌。非细菌性前列腺炎是查不出致病菌的,所以这种类型的慢性前列腺炎是不会传染给性伴侣的。即使可以通过夫妻生活将细菌带入到女方体内,一般也不会造成女方受到感染,因为女性阴道内具有较强的自洁能力和抵抗外来细菌感染的能力,因而不会轻

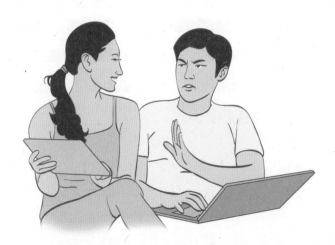

易被感染。所以，对于绝大多数患者来说，可以不必考虑慢性前列腺炎的传染性问题。

但需要注意的是，有很少比例的慢性前列腺炎是由于淋球菌、滴虫、支原体、衣原体和梅毒等感染所致，也就是临床上所称的特异性前列腺炎。对于这些感染因素，在发病早期可以通过夫妻性生活途径将感染的病原体传染给妻子，从而导致妻子生殖系统相应的感染，造成特异性的阴道炎症。

确定特异性前列腺炎感染病菌往往是十分复杂的。它要通过临床化验、细菌学检查或通过按摩取出前列腺液，然后接种到培养基上，再放入专门的孵箱中，给细菌、微生物提供一定的生长条件，在一段时间内观察细菌的生长情况，通过对菌落的分析来鉴定细菌的种

类。就目前而言，特异性前列腺炎的患病率在不断增加。但这种特异性病原体引起的前列腺炎，由于病因明显，有针对性的治疗效果都很满意，一般经过短期治疗之后，病原体多可被灭杀，尽管还可能存在炎症病变，但已多数没有了传染性，此时，即使进行性生活也不会被传染。但在此病的早期，应适当减少或避免性生活。若担心女方已被传染或女方是传染源时，夫妻双方应当同时服药治疗，若只是单方面接受治疗，则易引发反复性的感染，形成一个恶循环。

综上所述，前列腺炎患者一般来说不必顾虑到传染问题，但若是遇上特异性前列腺炎，为了自身及配偶的健康，应在治疗的早期避免性生活。

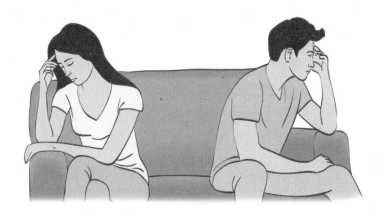

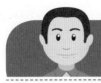

前列腺炎不是性病

小军是一名小车司机，偶尔出现过排尿困难症状，但没当回事，认为那是司机的职业病。出差途中，他突然觉得不舒服，尿道口发红，小便发烫并有火辣辣的感觉，他担心自己可能染上了"性病"。

小军偷偷地来到一家诊所，果然，"医生"一口咬定是"性病"，治疗一周，花了五千元，但症状没有半点改善。不得已，他又到一家正规的大医院诊治，医生根据病情及检查结果告诉他，患的是"前列腺炎"。中药、西药、口服、注射治疗了两个月，可症状时轻时重，就是好不了。只要一静下来，这些症状就让他坐立不安：尿道口发红，排尿不尽，阴囊潮湿，小腹及睾丸发胀疼痛并放射到大腿根部。小军私下认为前列腺炎就是性病，因为这病，他不敢面对妻子，想到就难受。

很多男性朋友对前列腺炎并不陌生。这种病在当今社会的发病率很高，已有很多男性受它的影响，工作和生活不能继续正常进行。又因其治疗很难彻底，加上一些错误的宣传，许多人误认为前列腺炎是性病。实际上，前列腺炎只是男科的一种常见疾病，它与性传播

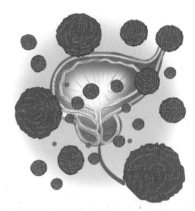

疾病是完全不同的两种疾病。

临床上前列腺炎分为急性和慢性两种，虽然有少数患者为急性，但绝大部分还是以慢性表现出来。慢性前列腺炎平时大多无任何症状，在某些外界因素刺激下可诱发前列腺的炎症，这些因素包括感冒、饮酒、纵欲或是禁欲过度、长途骑车、会阴外伤、尿道器械检查及情绪变化等。尽管有极少数性病（如淋病），没有经过正规、系统的治疗可导致慢性前列腺炎，但绝大多数前

列腺炎不属于性病。

　　性病是特异性感染，属于传染性疾病。性病首先侵犯泌尿生殖系统，前列腺是人体最大的附属性器官，肯定会受到牵累。在性活动中，各种致病的微生物很容易通过与尿道相通的前列腺排泄管直接蔓延到前列腺组织，引起前列腺炎。二者有不同且易于分辨。比如淋病，病人的尿道口会有分泌物，而前列腺炎在尿道口没有分泌物，只有尿频、尿急、排尿困难等症状。

　　虽然前列腺炎不属于性病，但是由于这种病对男性的影响很大，不仅会影响男人的性功能，而且还会影响生育。所以，前列腺炎患者需要及时前往正规医院接受治疗的。

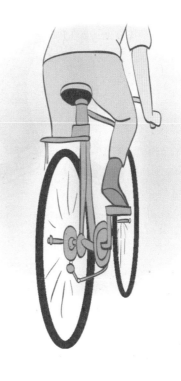

前列腺炎多发但不难治

前列腺给男人惹的麻烦中，最常见的就是发炎，即前列腺炎。现在，由于男性对前列腺炎的过分关注，催生了虚假小广告的泛滥。电线杆上、水管上、墙壁上，"前列腺炎"四字频繁反复地出现，各种不靠谱的虚假医疗信息更是随处可见。所以，谈起

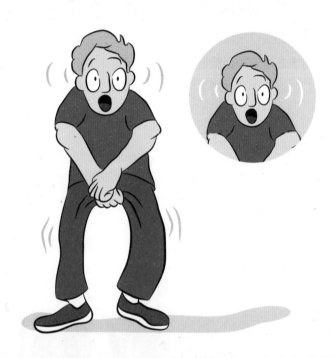

"前列腺炎"这四个字，不少男性都会"闻之变色"，都说"男人都会得前列腺炎"。虽然这种说法是错误的，但是前列腺炎的发病率的确很高，达50%，接近半数的男性在一生中的某个阶段都会遭遇到前列腺炎的折磨。

但是，前列腺炎的"多发"并不代表"难治"，实际上它是一种很容易控制的疾病。小于35岁的前列腺炎患者大多属于细菌性前列腺炎，规范治疗即可治愈；35岁以上的大多为非细菌性前列腺炎，属于退行性病变，就像腰椎病、颈椎病一样，对身体的伤害并不严重，若是没有症状则完全不必特殊对待。

就目前而言，治疗前列腺炎的方法有很多，大体上可分为内治法和外治法两大类。

✚ 内治法

内治法包括西医治疗和中医治疗。由于前列腺外层被前列腺被膜、膜组织和间质等3层坚硬的脂质包膜形成了"屏障效应"，西医治疗时药物难以渗入其中。虽然近年不断有新药（如新一代喹诺酮类抗生素）问世，但这些药物实验室检查正常，临床效果却并不乐观，患者的病情并没有得到完全改善。而中医治疗的不足在于对致病菌无法达到彻底灭杀的效果。所以，无论是单一的中医治疗还是西医治疗都是不科学的。应灵活运用中西医的优点，并将二者有机结合起来，才能取得更好的治疗效果，这就是中西医综合治疗方法。运用先进的治疗仪器，对患者的情况进行实际、具体的分析，一方面使用中药调外，充分提高机体的免疫能力，另一方面针对感染原因制定有效方案，对感染区域进行安全的抗菌治疗、抗炎治疗。

✚ 外治法

外治法包括针灸治疗、前列腺炎按摩疗法、坐浴疗法、前列腺注射疗法、敷脐疗法等，这些疗法各有特色，有些疗法效果显著，有些仅起辅助效果。值得注意的是，在选择这些疗法时，必须要在医生的指导下进行，以迎合其适应证，规避其禁忌证。另外，当病情十分严重，比如出现了严重的尿潴留症状时，应果断地采取手术治疗。

前列腺炎患者在选择治疗方法时必须明确自身的病情和身体状况，并谨遵医嘱。同时，在日常生活中注意饮食和锻炼，配合其他保健方法，则前列腺炎不难治愈。

TIPS:

慢性前列腺炎患者最好的治疗方式是使用以中医治疗为主，中西医结合日常保健治疗的方法。因为慢性前列腺炎很难确定其明确的感染源，在治愈和防止复发上仅仅使用抗感染药物很难达到疗效，而中药和运动等治疗手段能有效地弥补西药的不足。

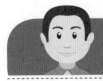

前列腺炎 ≠ 肾虚

　　小李在半个月前被诊断出了慢性前列腺炎，想到这里他就伤心，自己正好到了而立之年，正准备成家立业，没想到竟然患了这病。几天后小李不知从哪里听到一个说法，说前列腺炎就是肾虚，只要肾脏强壮起来了，前列腺炎也会不药而愈。他觉得很有道理，因此，他花了大价钱购买补品，但服用之后却诧异地发现，自己的前列腺炎不仅没好，而且情况愈加严重了，这无异于当头棒喝。他这才知晓，实际上前列腺炎并不等于肾虚。

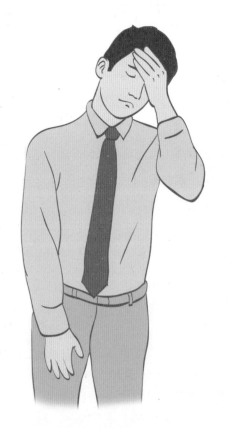

　　一般人所谓的肾虚，是中医诊断学上泛指的肾的虚弱病症。中医学认为，腰为肾之府，是肾之精气所溉之域。肾为水之脏，藏真阴而寓元阳，为人体生长、发育、生殖之源，为生命活动之根，此乃先天之本，故有"五脏之伤，穷必及肾"的说法。肾虚则临床上患者可发生腰膝酸软、神疲乏力、头晕耳鸣、失眠健忘、遗精早泄、阳痿不举等症状。

　　前列腺炎是西医诊断学上的病名，其部分患者主要临床症状有腰痛、小腹会阴疼痛不适、乏力、尿频、尿痛，甚至出现遗精、早泄、阳痿不举等症状。前列腺炎与肾虚的关系若从中医辨证的角度来看，确实有一部分患者可被划入肾虚的范畴，并可根据具体症状，进一步划分为肾阴虚和肾阳虚两种不同情况。肾阴虚的患者可发生腰膝酸软、头晕眼花、失眠遗精等症状；肾阳虚的患者则表现为腰膝酸冷、阳痿、早泄、神疲乏力等症状。但临床上单靠补肾法就能治愈的前列腺炎患者少之又少，因为前列腺炎患者多为中青年男性，补肾中药有调节下丘脑—垂体—性腺轴作用，促进前列腺液分泌，会造成前列腺排泄不畅，患者症状也会因此加重。因此，我们可以这样说，前列腺炎与肾虚的关系比较特殊，但前列腺炎患者并不等于就是肾虚。

有些表现类似肾虚症状的前列腺炎患者，以为自己病得很重，心理压力大，整天琢磨自己的病，干什么都没精神，时常拿一些症状与自己对号入座，其实这很没必要。还有一些根本就没有肾虚的患者，也总认为自己存在虚证，到处看病，找药吃，或是听信一些以盈

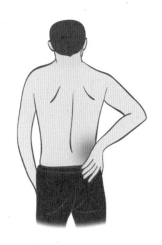

利为目的的所谓"医生"的话，乱补乱治，往往是花钱不少，病没治好。实际上，前列腺炎根本就不是什么大病，只要专心接受正规治疗，平日里注意生活起居和饮食调养，病情便能逐渐好转，直至痊愈。

所以，患者必须知道的是，前列腺炎并不等于肾虚，二者虽有一定联系，但也相互区别。因此，在选择治疗方法上，也应有所区分。

TIPS:

肾阳虚的症状为腰酸、四肢发冷、畏寒，甚至还有水肿，为寒证，性功能不好也会导致肾阳虚；肾阴虚的症状为热证，主要有腰酸、燥热、盗汗、虚汗、头晕、耳鸣等症状。当人体发生肾虚时，免疫能力随之下降，由此可能造成前列腺炎。

"前列腺三部曲"无根无据

所谓"前列腺炎、增生、癌症三部曲",即第一步叫前列腺炎,第二步叫前列腺增生,第三步叫前列腺癌。这样的三部曲,让很多前列腺炎患者陷入了无尽的恐慌之中。但今时今日的科学研究已然证明,"前列腺三部曲"并没科学依据。

✚ 前列腺炎和前列腺增生

二者都是常见的男科疾病,对于排尿困难的患者,很可能患有其中一种或同时患有这两种疾病。理论上来说,前列腺增生导致下尿路梗阻、尿道黏膜抵抗力降低、尿液反流以及并发泌尿系统结石等都容易使其并发前列腺炎。二者也有不同,首先,前列腺炎是腺体受到感染或刺激引发的炎症反应,其患者多为25~40岁的男性;而前列腺增生是自然现象,前列腺随着年龄的增大而增大,其患者多发生在50岁以上。其次,从解剖学上来讲,前列腺炎和前列腺增生的发生部位不同,属于独立组织,彼此间不会影响。因此,前列腺炎不会导致增生,更不会影响肾功能。

前列腺炎和前列腺增生的区别		
	前列腺炎	前列腺增生
发病部位	外周区	移行区
发病原因	腺体受到感染或刺激引发的炎症反应	其发病原因与人体内雄激素与雌激素的平衡失调有关
患者年龄	25~40岁	40岁以上

最终结论:二者虽症状相似,但尚无科学证据可以证明前列腺炎发生病变会演化为前列腺增生。

✚ 前列腺炎和前列腺癌

前列腺癌与前列腺炎都发生在前列腺中央区域的外周区，在直肠指检中都表现为前列腺变硬、结节及表面不光滑，超声检查都会出现异常的影像，且二者在做完血清检查后前列腺特种抗原（prostate specific antigen，PSA）水平都有所增高。前列腺癌早期患者出现的尿频、尿痛、排尿困难等症状，与前列腺炎很相似，极易被混淆，因而是更需仔细鉴别诊断的疾病。

前列腺炎与前列腺癌的区别		
	前列腺炎	前列腺癌
病因	前列腺炎大多是因病原体由尿道进入前列腺，引起前列腺充血、水肿进而引发的	前列腺癌是指发生在前列腺的上皮性恶性肿瘤，是一种雄性激素依赖性疾病，分为原发性和继发性两种，原发性前列腺癌是由于前列腺组织内正常的细胞在某些因素诱导下发生基因突变引起的，与前列腺炎没有必然的联系
患者数量	患者众多	相对较少
发病年龄	前列腺炎患者多为成年男性，以 25 ~ 40 岁成年男性居多	前列腺癌的发病高峰年龄是 70 ~ 80 岁，家族遗传型前列腺癌患者发病年龄稍早，约为 55 岁
后期的治疗效果	前列腺炎虽然难治，但却不是不可治，只要患者配合治疗，还是可以得到很好的控制	前列腺癌患者早期都没有明显的症状，故被发现之时大多已是晚期，患者只能依靠药物、理疗等方式提高治疗的可及性，延长生命

✚ 前列腺增生和前列腺癌

前列腺增生与前列腺癌是两种完全不同的病理进程。前列腺增生是一种良性病变，其发病原因与人体内雄激素与雌激素的平衡失调有关，主要发生在前列腺中央区域的移行带，而前列腺癌则主要发生在前列腺的外周带。

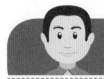

前列腺炎和增生不同

　　小林今年刚满40岁，刚入不惑之年，但他对自己却是充满疑惑，这还得从他一个月之前的体检开始说起。一个月，在前单位安排的体检中，小林被诊断出患有前列腺炎。而当他急匆匆地赶到正规的大医院做完检查后，医生告诉他患的是前列腺炎和前列腺增生。小林很纳闷，不是前列腺炎吗，怎么又多了个前列腺增生。医生笑着问："这几年工作是不是很忙，即使感到疲倦还是经常加班加点？"他点点头，但心里却愈加纳闷了。医生问完后给他开了几个处方药，并叮嘱他这段时间最好休假，保持足够的睡眠时间，这样对治疗有好处。小林终于没忍住，向医生问道："医生，前列腺炎和前列腺增生是同一种疾病吗？为什么两次诊断的结果不一样？"说完，他递上自己在单位体检的诊断证明。医生接过证明，告诉他前列腺炎和前列腺增生完全不是一回事。

　　前列腺炎与前列腺增生是两种不同的发生在前列腺上的疾病。二者虽然症状相似，但在发病原因、发病年龄、发病率和后期的治疗等方面存在着一定差异。

　　前列腺炎和前列腺增生不是一回事，这两种疾病可以同时存在，比如很多男性既患有前列腺增生，同时也患有前列腺炎。从理论上来说，前列腺增生导致的下尿路梗阻、尿道黏膜抵抗力降低、尿液反流和尿结石等都易并发前列腺炎。而前列腺炎只是一种炎症反应，只会导致前列腺肿胀，而非增生，也无

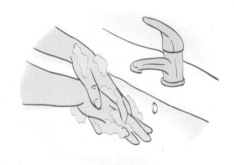

法病变为前列腺增生。

　　所以，前列腺炎和前列腺增生是两种性质不同的疾病，它们的病因、病理各不相同，不存在必然的联系。

前列腺炎与前列腺增生的区别		
	前列腺炎	前列腺增生
病因	大多是由病原体因尿道进入前列腺，引起前列腺充血、水肿进而引发的	是一种良性病变，其发病原因与人体内雄激素与雌激素的平衡失调有关
症状	多以局部的疼痛和排尿刺激症状为主	以排尿梗阻症状为主
发病率	波动于 4% ~ 25%，接近半数的男性在一生中的某个阶段都会遭遇到前列腺炎的折磨	40 岁以上男性约有半数罹患良性前列腺增生，随着年龄每增加 10 年，其发病率上升 10%
病发部位	外周区	移行区
发病年龄	患者多为成年男性，以 25 ~ 40 岁成年男性为最多	患者多为 40 岁以上的老年人
后期的治疗效果	虽然难治，但却不是不可治，只要患者配合治疗，还是可以得到很好的控制	一般的药物治疗只能改善临床症状，而不容易使前列腺实质明显回缩，病症严重时多数还需要手术切除增生的前列腺实质组织

慢性前列腺炎无须抗生素

会阴部疼痛、尿频、尿急、夜尿增多，这些症状如果发生在中青年男性身上，他们很可能是患上了慢性前列腺炎。一看到这个"炎"字，人们会觉得就是感染、有炎症了，有炎症那就得消炎，就得用抗生素。但对于慢性前列腺炎这个"感染"而言，却并不是用抗生素治疗效果就一定好。

前列腺炎分类及症状		
新分类方法	传统分类方法	症状
Ⅰ型	急性细菌性前列腺炎	起病急，突发的发热性疾病，伴有持续和明显的下尿路感染症状
Ⅱ型	慢性细菌性前列腺炎	反复发作的下尿路感染症状，如尿急、尿频、尿不尽等
Ⅲ型　Ⅲ A 型　Ⅲ B 型	慢性前列腺炎 / 慢性盆腔疼痛综合征	长期、反复的骨盆区域疼痛或不适，持续时间超过 3 周，可伴有不同程度的排尿症状和性功能障碍
Ⅳ型	无症状性前列腺炎	无症状性前列腺炎

慢性前列腺炎属于最新分类法中的 Ⅱ 型前列腺炎，其症状为反复发作的下尿路感染症状，且持续时间超过3周。慢性前列腺炎患者在接受检查之时，可发现大量的细菌和白细胞。由于体内某一部位的感染病灶或聚在生殖器的细菌，在人体抵抗力较差的情况下侵犯前列腺而导致的前列腺炎，被称为慢性细菌性前列腺炎，其仅占慢性前列腺炎患者的5%左右。慢性前列腺炎以慢性非细菌性前列腺炎为主。慢性非细菌性前列腺炎，顾名思义，其具有慢性前列腺炎的症状，但无法找到治病的病原菌，因此不会采用抗生素治疗。

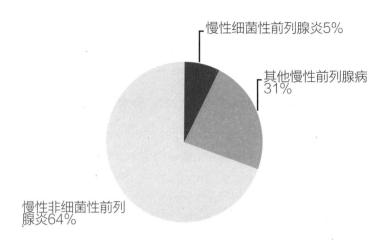

慢性细菌性前列腺炎5%

其他慢性前列腺病
31%

慢性非细菌性前列
腺炎64%

慢性前列腺炎发病概率示意图

目前，临床上使用的抗生素主要有氟喹诺酮类（如环丙沙星、左氧氟沙星、洛美沙星和莫西沙星等）、四环素类（如米诺环素）和磺胺类（如复方新诺明）等药物。但慢性前列腺炎绝大多数是由非细菌性因素所致。因此，服用抗生素非但不能对病情有缓解作用，而且还可能提高体内病菌的耐药性，待到下次真出现病菌感染，则很难将致病菌杀死，疾病也自然难以痊愈。

另外，患者可通过改善生活方式进行辅助治疗。对已婚育的前列腺炎患者可坚持使用热水坐浴等热疗辅助方法，它能使前列腺血管扩张，微循环血流加速，促进局部代谢产物和毒素的排除，同时还能增强白细胞的吞噬能力和机体的免疫力，到达改善症状的目的。还要忌辛辣刺激食物，多饮水，避免憋尿、久坐和疲劳，注意保暖，加强体育锻炼，这些都可以起到辅助治疗的效果。

临床上对多数慢性前列腺炎患者采取抗生素治疗无效，即使是慢性细菌性前列腺炎，单纯的抗生素治疗也不会取得较好的疗效。因此，慢性前列腺炎并不是一定要用抗生素。若前列腺炎是因细菌引起时，要用抗生素控制感染，此时一般不用抗炎药，以免掩盖病情；若单是发热疼痛明显，可适当选用解热镇痛药；若炎症是非感染因素所致，一般不用抗感染药物，如平时常见的非细菌性前列腺炎。

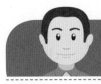

前列腺炎不影响性功能

在某些地方，比如小诊所附近的电线杆上，我们经常会看见一些小广告，其上书曰：如果患上前列腺炎，就会直接影响性功能，出现性功能障碍，最终导致阳痿、早泄等。很多患有前列腺炎的朋友稍有不慎，则会上当受骗。实际上，前列腺炎根本就不会直接影响男性的性功能。

你可以先试想一下，若是前列腺炎能直接影响男性性功能，那么全世界将有超过半数以上的男性会出现性功能障碍，那将会是何等的灾难。幸运的是，前列腺炎并不像某些利欲熏心的"庸医"口中所说的那样，它并不会直接导致男性出现性功能障碍。

前列腺炎是成年男性的常见病，是一种由于劳累、着凉、长时间骑车、性生活过度、酗酒或致病菌、微生物、滴虫等入侵而出现的炎症疾病。有些前列腺患者出现勃起困难等症状，这主要是由于心理因素造成的，如尿频、尿急、尿不尽、排尿困难、射精疼痛或者来自伴侣方面的心理压力等，都会增加患者的心理压力，影响患者的"性趣"。同时，性兴奋会造成患者前列腺充血、血肿，导致在性高潮或者射精之时出现疼痛，这也是影响患者性趣的因素之一。另外，前列腺炎可能导致患者更为敏感，甚至出现早泄现象，再加上有些患者本来就对性知识知之甚少，但为了维护自己的"硬汉"形象，不惜自伤身体，频频服用补肾壮阳的药物，久而久之，导致性欲下降、性功能减退甚至性功能障碍。

有关统计数据表明，前列腺炎对性功能的影响很不确定。但从临床上来看，其性功能表现为两种，即正常或降低。之所以会出现降低，很可能是由于患者的心理因素和自身的认识局限性所造成的。比如患者经常会先入为主，认定性生活会加重前列腺炎，那么就很可能出现性功能障碍。

有关研究也证明，男性的正常勃起与阴茎的解剖结构、神经系统、血管系统和内分泌系统有关。而前列腺炎对这四大系统基本上没有直接的不良影

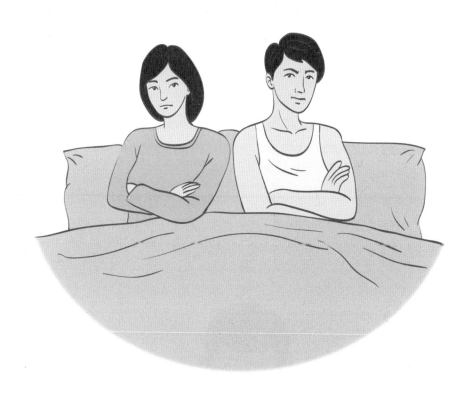

响，因而不会直接损害男性性功能。

　　前列腺炎虽然不是性命交关的大病，也不直接影响患者的性功能，但若是前列腺炎久治不愈，各种症状和不适在性交后会有所加重，直接影响性生活的质量，对患者造成一种长久的刺激，可能导致患者性欲减退，出现早泄、阳痿等性功能障碍。

　　综上所述，前列腺炎不会直接造成患者性功能衰退。实际上，就算患上前列腺炎，也用不着有太大的心理负担，只要排除不必要的思想顾虑，进行正规的诊疗，同时在生活上注意休息、避免久坐、不要长时间骑车、少食辛辣食物、少吸烟饮酒，前列腺炎的病情很快就会有好转。

前列腺炎不会致男性不育

　　小马夫妻结婚已经4年了，因为大家都年轻，没想过要孩子，所以在性生活中都采取了避孕措施。但随着年龄增长，小马的母亲催促他们赶紧生个胖小子，不然就会错过最佳生育年龄。小马也听从了母亲的安排，但这两年妻子就是一直怀不上，后来夫妻俩经过检查，妻子身体健康，但小马却被发现患有前列腺炎和不育症。令小马奇怪的是，医生对他的前列腺炎没有太过关心，治疗重点放在了不育症上。小马心想，不都说前列腺炎引发不育症吗，治好了前列腺炎，不育症岂不是会随之好转，干嘛将重点放在不育症上呢？医生似乎看出了小马心中所想，告诉他，不育症的病因复杂多样，前列腺炎一般不会导致不育。

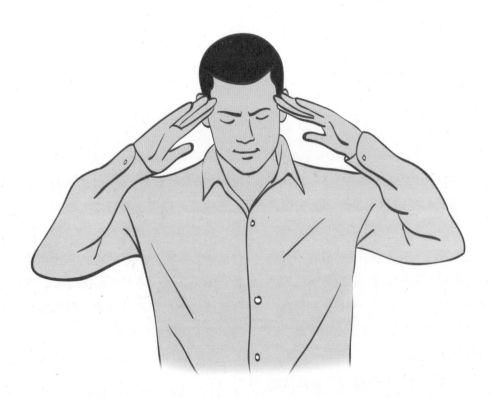

现今，有很多非正规医疗机构，甚至是一些药品、保健品厂商为了赚取前列腺炎患者的钱财，便将前列腺炎说得骇人听闻，他们惯用的伎俩便是将前列腺炎和不育画上等号。而实际上呢，患上前列腺炎后，只要经过短期的正规治疗，病情便可得到控制，绝不会影响男性生儿育女，不会妨碍男性的千秋"爸业"。

尽管从理论上来看，前列腺是人体最大的附属性腺，其分泌物——前列腺液是精液的重要组成部分。若是前列腺发生炎症，前列腺液自然会受到波及，精液中的精子的活动能力也势必会有所减弱，从而影响男性的生育能力。实际上，在慢性前列腺炎患者的精液之中，也确实发现了某些变化，如精液不液化、精子活力下降、精子存活率降低以及畸形精子增加等，这些因素都可能造成男性生育能力降低。但临床发现，即使是患有慢性前列腺炎多年，前列腺液中脓细胞多如牛毛的患者，其生育能力并没有受到影响。

精液不液化是由于前列腺液中的液化因子——酶的活力下降，凝固因子增高，使精液排出体外后，久久难以液化，长时间处于胶冻状，从而延缓了精液的液化时间。精液不液化或液化不全，妨碍了精子的活动力，或因精子运动费力，消耗过多能量而降低活动力，甚至引起精子死亡率的提高。然而临床发现，一些尽管液化不全、可精子活力a级大于25%的患者，不久之后照样能使女方怀孕。

此外，精子是在生殖内分泌的调控下，在睾丸的生精小管产生的，然后被输送到附睾，在附睾内存留18天，并逐渐成熟。由此可知，精子产生和成熟的环节，严格地讲与前列腺无关。也就是说，无精子症、少精子症或者精子畸形等，跟前列腺无关。因此，前列腺炎不会引发男性不育。

总体而言，不要把前列腺炎和男子不育画等号，患前列腺炎的青中年男性大可不必过分担心、悲观失望，背上沉重的思想包袱，这些患者照样可以结婚，并有生育的机会。问题是有些男性不育患者患了前列腺炎后，忽略了其他导致不育的原因，只是一味地费尽心机地治疗前列腺炎，以致延误了对不育的诊断和治疗时机，这倒是应引以为戒的。

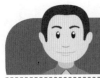

前列腺感染≠前列腺炎

前列腺感染与前列腺炎的含义不同，但大多时候都被人们混为一谈，并因此影响了患者对疾病的判断及后期治疗的选择。

炎症和感染是医生经常为患者说的两个疾病名词，但正确理解炎症和感染的人并不多，它们最大的不同在于，感染能够与机体保持平衡状态，而不会引起任何的炎症反应。比如乙型肝炎病毒感染，此病在我国患者极多，但多数时候病毒并不会引起人体不适，也不会对人体的肝脏造成伤害，二者相互依存"相安无事"，能够维持"和平共处"的状态，并不会引起类似前列腺炎那样的尿路症状。

前列腺感染与前列腺炎的区别		
	前列腺感染	前列腺炎
病因	由病原体入侵、繁殖并对机体造成一定影响的过程	机体对外界不良刺激的一种反应，这种不良刺激可为病菌、寄生虫感染或组织器官的机械性损伤等
症状	体温升高、贫血等	尿频、尿急、尿痛、排尿困难甚至是尿潴留等
后期治疗	有针对性的服用敏感药物及其他抗病原体的药物等	有针对性的抗生素治疗，其他各种形式的辅助治疗，病情严重时可采取必要的手术治疗

感染　　　　　　　　　　　　　炎症

　　前列腺感染与前列腺炎虽有不同，但彼此可以出现重叠或者同时存在，也可呈现分离现象，在具体的诊治过程中明确区分这些情况具有重要的意义。

　　在以往，人们通常认为前列腺炎均是由前列腺感染造成的，所以将治疗的重点放在了长期大量口服抗生素上，往往持续3个星期甚至长年的用药，其药效甚微，仅有30%～40%。到了今时今日，科学的研究已然解开了这个谜题，细菌性前列腺炎只占整个前列腺炎疾病的5%，而超过90%的都属于非细菌性前列腺炎。因此，绝大多数前列腺炎患者长期服用抗生素治疗是没有道理的，采取其他有效的治疗措施，如热水坐浴、微波理疗等，使得疗效提高至70%～80%，是前列腺炎治疗上的一次里程碑式的改变。

　　另外，前列腺的感染可能会引发各种前列腺疾病，包括前列腺炎、前列腺增生和前列腺癌，它并非是一种具体的疾病，而是一类疾病的总称。

　　前列腺感染和前列腺炎是两种疾病的名称，不能把它们混为一谈，对不同的病情其治疗方法也应有所不同，切勿将抗生素当成万能消炎药。

前列腺癌与手指长短无关

前列腺癌的发病率在中国有逐年升高的趋势，在男性肿瘤患者中，前列腺癌的发病率排第一。近年来，出现了这么一个说法：手指的长短预示着前列腺癌。这个说法声称：若是右手无名指明显长于食指，那么患上前列腺癌的危险就比较大；若是右手无名指比食指略长或相当，则表明患前列腺癌的概率较小。这个说法乍听之下颇具信服力，但略作思量就可发现其中的错误，实际上手指的长短与前列腺癌毫无关系。

这个说法还声称：右手无名指较长的男性其前列腺特种抗原（PSA）水平更高，而当前列腺癌发生的时候，患者的 PSA 水平也会升高；若一位男性的食指比无名指长，那么他在胚胎发育的某个时期，雌激素的含量可能较多，而激素的含量越高，前列腺癌的发病率就越高。

科学研究证明，手指是在怀孕期最后的 3 个月内成形的，这个时段也正好是婴儿的大脑、性器官、心脏的形成时期，我们的手指长度会随着年龄的增长而改变，但"手指比率"却永远跟出生时保持一致。也就是说，手指的长短肯定和遗传因素有关，比如父母是什么样的手指，子女的手指也会有相似情况，这就是遗传因素。

同时，科学研究也发现，若男性朋友的直系亲属（如父亲、兄弟）患有前列腺癌，那么这位男性朋友及其后代患上前列腺癌的概率将是常人的 2 ~ 3 倍。人类的"手指比率"在胎儿时就已经由基因决定了，从一个婴儿的手指来预测其青壮年时是否会患上疾病是有可能的。但至于与发育的激素水平是否相关，至少目前科学研究没有发现，也没有从正规的文献中看到手指的长短和前列腺癌发病率有关。

前列腺癌的发病率主要与年龄、人种以及遗传因素有关。前列腺癌发病的危险因素中，第一是年龄，且其发病年龄的年轻化趋势不可阻挡。40 ~ 50 岁以前的男性发病率很低，50 岁以后发病率逐年增高，其趋势大概是年龄每增加10岁发病率增高1倍，到了70～80岁这个年龄段，前列腺癌的发病率达到最高峰。

前列腺癌的病发因素也与人种和环境有关，比如非洲裔的美国黑人为发病率最高的人种，其次为白种人、黄种人，本土的非洲人的发病率在世界范围内反而最低。在镉污染越严重的区域，人们患前列腺癌的概率也越高。

因此，可以断定，前列腺癌与手指长短无半点关系，与它紧密相关的则是年龄、人种、遗传等因素。

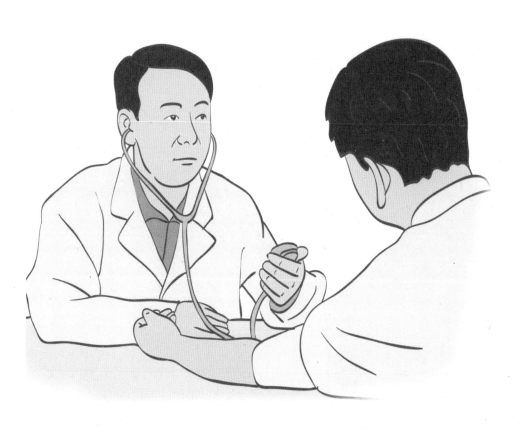

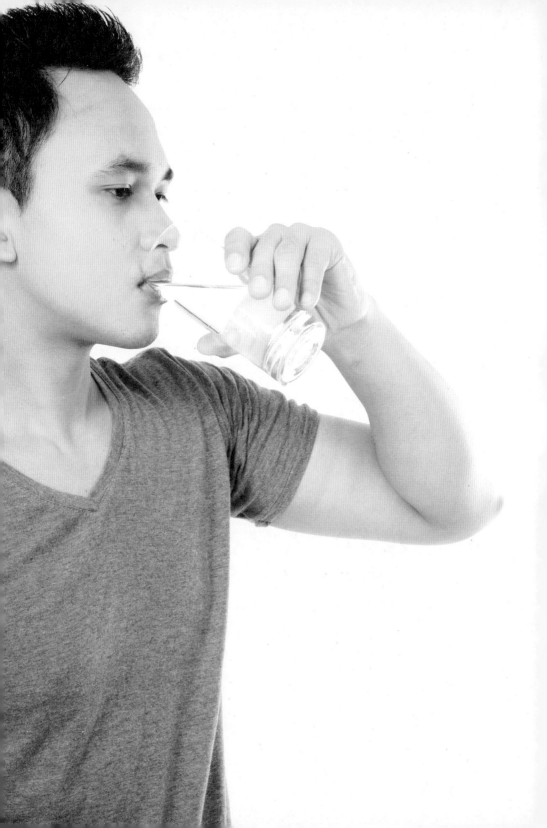

Part 6

前列腺炎治疗要规范

前列腺炎这种疾病看似较轻，实则不然，它对男性健康的危害巨大，其治疗方法也依据病情的不同而千变万化。其实，男性朋友不应只关注其治疗方法，还需花点心思在选择治疗医院上，到正规的医院就诊才更有保障。

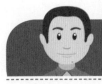

前列腺炎的诊断标准

前列腺炎发病率较高, 有许多内在因素和外在因素可以影响到疾病的发生, 如社会背景、文化程度等。

前列腺炎的诊断标准

(1) 临床症状的评估

前列腺炎临床症状复杂, 尤其是慢性前列腺炎, 仅仅依靠患者的主观感受和表述无法做出准确判断。经过不断研究, 发现前列腺炎有三个重要的症状: 疼痛、排尿异常和对生活质量的影响。表现为不同程度的尿频、尿急、尿不尽、尿道灼热、会阴部或外生殖区或耻骨部位出现疼痛等现象。这三个症状具有稳定性、可重复性、高度的辨别性和一定的心理测试性, 为多数学者所接受。

(2) 前列腺触诊

前列腺触诊可判断是急性前列腺炎还是慢性前列腺炎。急性前列腺炎触之有较为明显的疼痛甚至是剧烈的疼痛, 前列腺肿胀, 质地坚硬且温暖, 前列腺表面温度高; 慢性前列腺炎触之可发现其形状不规则, 一般无明显压痛或仅有局限性压痛, 前列腺出现一定程度的缩小、质地变硬。

(3) 前列腺按摩液检查

前列腺液内的卵磷脂小体明显减少、白细胞 > 10 个/HP、脓细胞增加, 表示前列腺存在炎症反应。

(4) 精液检查

前列腺液是精液的重要组成部分, 精液是研究泌尿生殖系统疾病时较易获得的体液。应以瑞-姬氏染色法镜检为准, 白细胞计数 > 1×10^6/ml 为异常。

(5) Meares-Stamey三杯检查法

在尿道口进行消毒后, 收集初段尿10 毫升 (VB1), 中段尿10 毫升 (VB2), 进行前列腺按摩收集前列腺液, 前列腺按摩后排尿10 毫升 (VB3), 分别将于四支无菌试管中再进行上述采集到的尿液进行化验检查。若VB1的细菌数多于VB2，则考虑是前尿道的感染。

（6）细菌培养

有过尿路感染史者，取VB3进行反复细菌培养。若细菌培养呈阳性，则诊断为细菌性前列腺炎；若细菌培养呈阴性，则诊断为非细菌性前列腺炎。

（7）超声波检查

超声波检查具有简单、经济的特点，是对前列腺炎的一种辅助诊断方法，应用较多。超声波检查具体分为声像图明显异常和声像图轻度异常。其中，声像图明显异常具体表现为前列腺大小正常或缩小，内部回声强弱不均，可见增强的光斑及结节回声，被膜回声增强、增厚、粗糙；声像图轻度异常具体表现为前列腺大小正常或稍增大，内部回声稍强或稍弱，被膜回声欠清晰。

对于前列腺炎的诊断，尽管可以通过以上7个标准进行初步判断，但必须在进行广泛的检查并排除其他的泌尿外科疾病与异常后才能够确定，一旦发现炎症的身影，应立即接受治疗，争取早日痊愈。

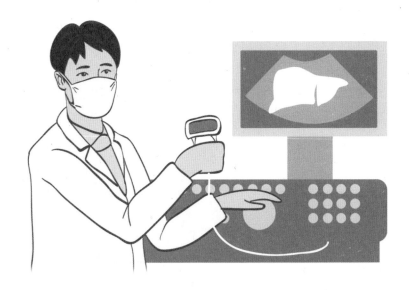

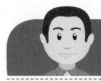

如何获得前列腺液

小朱最近总感觉尿痛、排尿不畅，一开始还以为是上火了，也没在意。但这两天却更加严重了，不止排尿不畅，还伴随有小腹疼痛及尿末滴白。小朱赶紧到医院检查，医生说，小朱可能是患上了前列腺炎，需要进一步的检查以确诊。在医生开出的检查化验单上就有前列腺液的化验检查这一项。在等候排队的时候，小朱一直在想，化验精液倒还好说，但是前列腺液是如何取出来的呢？

大部分的男性患者像小朱一样，在就诊过程中拿到前列腺液化验单时经常不知道该怎么办，或者错误地认为前列腺液就是尿液或精液，因此弄出很多啼笑皆非的事。实际上，前列腺液的获取往往是需要医生帮助的，而且最好是选择有经验的医生，以达到快速、准确地获取前列腺液的目的。

前列腺液的获取是建立在医生进行直肠指诊前列腺的基础上，医生通过前列腺按摩取出来的。方法是：患者采取侧卧、弯腰或取头低臀高位跪于检查床之上，医生右手食指戴指套或乳手套，也可以用避孕套替代，搽少量的凡士林或蜡油在其指套上，操作时先在肛门周围按摩几下，促使肛门肌肉放松，然后将食指慢慢深入肛门，指腹向下，自前列腺两侧向中间沟，自外上向内下方向按摩2～3次，再按摩中间沟1次，将前列腺液挤入尿道，并由尿道口滴出，用玻璃片、无菌的试管或棉拭子接住。

当然，由于前列腺部位的病变程度不同，每个人的前列腺液的分泌量也有明显的差异。所以，有些患者轻微按摩就能获得前列腺液，而有的患者则较为困难。对于获取前列腺液较为困难的患者，配合由后向前挤压会阴部，可以提高获取前列腺液的成功率。事实上，前列腺液获取成功概率在80%左右，即使是十分有经验的医生也不能保证100%取得前列腺液，若是换做没经验的大夫，前列腺液的取得成功概率将会大打折扣。

前列腺液的常规检查

关于前列腺炎相信每个男人都早有耳闻，而且患有前列腺炎的患者更是数不胜数，因此，定期做前列腺液常规检查就非常重要了，那么，要怎么做前列腺液常规检查呢？

前列腺液的变化可以反映前列腺的功能和疾病状态，前列腺液的检查主要是通过检查其外观、pH值及卵磷脂小体、红细胞、白细胞或脓细胞的数量来判断前列腺是否发生炎症及其程度，协助对前列腺炎的临床诊断。

❶ 外观：前列腺液稀薄呈淡乳白色，有蛋白光泽。炎症严重时分泌物浓厚，色泽变黄或呈淡红色，混浊或含絮状物，并可有粘丝。

❷ pH值：正常的前列腺液呈酸性，pH值为6.2～6.5。患前列腺炎时pH值可能增高。

❸ 卵磷脂小体：在前列腺液中分布均匀，为圆球形小体，折光性强，数目较多。前列腺发生炎症之时，巨噬细胞会吞噬大量脂类，故卵磷脂小体明显下降。

❹ 血细胞：包括白细胞和血细胞。炎症发生之时红细胞才会出现。同时，炎症时由于排泄管引流不畅可见成堆脓细胞或白细胞，如果在显微镜下观察每高倍视野超过10～15个白细胞，即可诊断为细菌性前列腺炎。

❺ 蛋白质：前列腺液中蛋白质的含量很少，主要含有高浓度的锌离子、酸性磷酸酶、蛋白水解酶、纤维蛋白酶、精胺和脂族多肽等。其中，蛋白水解酶和纤维蛋白酶具有促进精液液化的作用，酸性磷酸酶和柠檬酸则能帮助判断前列腺功能是否发生癌变。

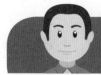

影响前列腺液检查的因素

　　大部分男性都知道前列腺液常规检查在前列腺炎的诊断和分类中具有非常重要的作用，殊不知其可以受到很多因素的影响，往往容易造成误诊。

❶ 前列腺实质的每个腺管都是一个盲端，当前列腺受到感染时，单个腺管的感染不一定会引起邻近腺管受到感染。因此，在取前列腺液时，因按摩部位的不同，获得的前列腺液化验结果可能不一致。

❷ 前列腺液收集有时很困难，且按摩出来的前列腺液要经过尿道，可能会受尿道内残存的尿液以及其他分泌物影响，造成前列腺液检查结果不同。

❸ 如果，前列腺液检查是在排精后数小时、酗酒后、食用大量的辛辣刺激食物后，或者是因为天气寒冷使得局部受凉、长时间骑车或久坐后进行的，前列腺液内白细胞水平会有所增高，这样检查的结果自然会受影响。

❹ 由于医生的按摩手法过重，可能会使前列腺液内白细胞水平增高，或是因为每个实验室和检验员的技术水平不同，检查结果也可能有较大的差异。

❺ 在前列腺无感染情况下，患有尿道炎、尿道狭窄或湿疣等疾病时，前列腺液中的白细胞也会明显升高，这样一来，检查结果会大不一样。

　　所以，在进行前列腺炎病情诊断的时候，不能够仅仅依据一次前列腺液检查的结果，应对患者多检查几次才能有准确的结果，一般进行2～3次检查，其结果才会基本一致。

易与前列腺炎混淆的疾病

慢性前列腺炎患者常表现为尿频、尿急、尿道灼痛、尿滴沥、排尿不畅、尿流变细或中断等症状，严重时可引发尿潴留。在临床中，下列疾病常常与慢性前列腺炎混淆，它们各自有着不同的特点，需要相互鉴别区分开来。

➕ 与前列腺炎相似的疾病

（1）前列腺痛

主要表现为会阴部和耻骨上区疼痛和压痛，有排尿障碍等尿路表现。前列腺触诊正常，前列腺液镜检正常，前列腺液及尿液培养无细菌。

（2）慢性尿道炎或膀胱炎

其临床症状与慢性前列腺炎相似，但做前列腺检查并无异常发现。

（3）肉芽肿性前列腺炎

尽管症状和直肠指检都与慢性前列腺炎类似，但前者病发迅速，可快速发展为尿潴留。

（4）前列腺结石

前列腺结石是指发生在前列腺腺泡内和腺管内的结石，表现为腰骶部、会阴部疼痛及性功能紊乱，如出现阳痿、早泄等症状。可通过直肠指检、骨盆X线检查加以区别。

（5）前列腺结核

其症状与慢性前列腺炎相似，但有结核病史。直肠指检前列腺呈不规则结节状，附睾肿大变硬，输精管有串珠状硬结。前列腺液结核杆菌直接涂片或结核杆菌培养可以找到结核杆菌，前列腺活体组织检查可见结核结节或干酪样坏死。

（6）前列腺癌

晚期可出现尿频、尿痛、排尿困难等症状，出现消瘦、乏力、贫血、食欲不振等全身症状。直肠指检发现前列腺有坚硬的肿块，表面高低不平。前列腺液涂片、穿刺活检均可发现癌细胞。

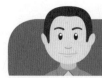

药物治疗与手术治疗

前列腺炎是一种常见的生殖感染疾病，尤其是慢性前列腺炎，对男性来说无疑是一种折磨。因此，得了前列腺炎的男性无一不想赶快治疗的，那么问题又来了，前列腺炎是药物治疗效果好还是手术治疗效果好？

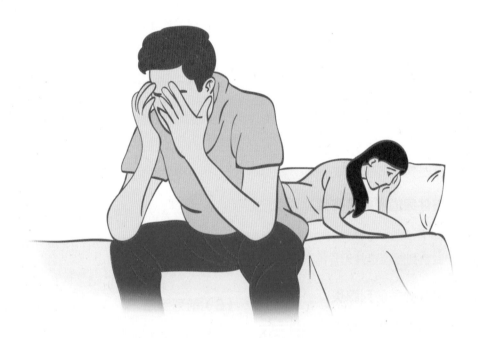

前列腺炎的治疗手段有药物治疗、手术治疗和局部治疗三种。患者应根据自身的病情情况选择合适的治疗手段，不能盲目地听信他人的安排。但一般来说，情况不到万不得已，是不会选择手术治疗的。

➕ 药物治疗

包括服用抗生素、激素类药物，α肾上腺素能受体阻滞剂、抗炎治疗、镇痛治疗、精神心理治疗和其他疗法等，是很多患者偏爱的治疗方法。但前列腺是男性的生命腺，其上更是有3层坚实的被膜覆盖，前列腺发生了炎症，一般来说，仅凭单纯的药物治疗很难达到治愈的效果。有的药物还有一定的不良反应，患者服用这些药物之后，可能会严重的损害自身正常的身体组织，从而带来更多不必要的伤害。

✚ 手术治疗

和药物治疗一样，手术治疗也存在着诸多弊端。前列腺是人体内的重要腺体，一旦手术过程出现半点差错，可能会给男性的性功能和生育功能造成无法弥补的伤害。手术的实际疗效与患者的想象有较大的出入，因此，手术治疗不能成为前列腺炎治疗的常规方法。只有对那些长期采用常规治疗手段不能或难以控制病情，而临床症状又严重的慢性前列腺炎患者，尤其是同时合并前列腺结石、严重影响排尿的梗阻型前列腺增生、前列腺癌、严重的前列腺结核、严重的前列腺痛、尿道狭窄等患者，在万不得已的情况下才考虑进行手术治疗。

✚ 局部治疗

可作为全身用药治疗效果不佳患者的又一种选择，包括局部用药、前列腺热疗、生物反馈、前列腺按摩等在内的多种微创疗法。局部治疗的不良反应不似药物治疗那般大，造成的负面效果也不如手术治疗的那般广，具有广泛的可操作性，并能取得一定的治疗效果。

因此，前列腺炎的治疗一般都选择药物治疗与局部治疗相互结合的治疗方案，不到万不得已之境绝不轻易使用手术治疗。在确定了要采用综合治疗方案之后，要有一定疗程，一般为1~3个月，并且在治疗有效之后还要继续巩固治疗一段时间，以防慢性前列腺炎死灰复燃，切忌"见好就收"。

另外，患者除了关心治疗方法之外，还需要花点心思在选择治疗医院上，到正规的医院就诊才更有保障。

有些综合征无须治疗

小罗是一家公司的职员，最近为了完成月度任务计划，已经连续加了四天班，在公司睡了两天了。前段时间他老是觉得精神不济，因为每天劳累也没有在意，最近这种情况愈加明显，办公的时候老是打不起精神，注意力无法集中。于是，他请了一天假去医院就诊了。做了相关检查后，诊断很快就下来了，原来是患上了前列腺炎。小罗可吓坏了，但令他疑惑不解的是，他并没有出现前列腺炎的相关症状，尿急、尿频、尿不尽这些症状，从来也没有在他的身上出现过。更令他奇怪的是，医生竟然也没有给他开任何药，只是让他回家好好休息。

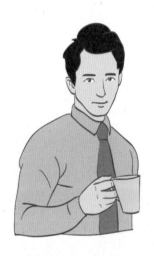

前列腺炎只是男性的一种常见病，却被一些人夸大宣传，以至于公众对前列腺炎产生了极大的误解，甚至认为前列腺炎是一种性病。其实，有些前列腺综合征无需任何药物和手术治疗，便会自动痊愈。

按照NIH分类法，前列腺炎分为4种类型，即 I 型前列腺炎、Ⅱ 型前列腺炎、Ⅲ 型前列腺炎和Ⅳ型前列腺炎，它们之中的Ⅳ型是无需治疗便会自动痊愈。该型无主观症状，仅在前列腺方面的检查（如前列腺液检查、精液检查等）时发现炎症证据。

虽然此型无明显症状，但也不是完全没有症状，只是不明显而已。在临床上，患者容易出现精神不济、失眠多梦、紧张烦躁等症状。患者总是对自己的病情"耿耿于怀"，有些时候即使没有不舒服的感觉，但也会给自己套上有病的枷锁，一味地去打针吃药。他们对疾病认识不清，总是主观臆断以为自己有炎症就需要用药，需要治疗，而有些医生对新分类方法不甚了解，假如这时候"顺水推舟"，则会增加患者身心和经济方面的压力。

另外，需要认识到的是，单凭在尿道口的分泌物、尿液、精液或前列腺液内检测到少量细菌并不一定等于存在感染，也不一定会诊断为炎症。因为在这些管道中可有正常的菌群存在，对于检测到的结果一定要客观分析。即使高倍视野情况下在前列腺液中发现白细胞超过10个，同时卵磷脂小体减少，怀疑有前列腺炎的存在。当然这只是一个参考指标，但也不是绝对的。而且，前列腺液中白细胞的或多或少与症状的轻重程度不成正比，也就是说，就算检查出前列腺液中白细胞数量超过10个，有时患者就是没有症状，医生也不能主观武断地给病人诊断为前列腺炎而使用抗生素进行治疗。

总的来说，慢性前列腺炎是一个症状变化快且易复发的疾病，它的后果或许并不严重，也不能置人于死地，只要采取合适的措施去预防，基本就能够预防疾病发作。在这个过程中，若疾病无任何明显症状，则不需去医院就诊。

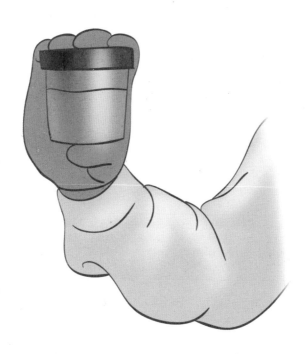

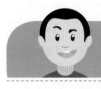

中医治疗前列腺炎

从中医的角度来说，前列腺疾病病因为嗜烟、酒、辛辣、膏粱厚味，加之频繁手淫、房事不节等因素，以至于损伤脾胃、酿生湿热，蕴久酿毒。除了必要的药物治疗之外，中医绿色保健疗法对前列腺疾病的治疗效果也很佳。

推拿理疗方法

步骤1· 用手掌鱼际推拿八髎穴，同时双手掌从上向下往返摩擦，时间为 2 ~ 3 分钟。

步骤2· 用双手掌心推揉膈俞穴、肝俞穴，力度由轻至重，时间为 3 ~ 5 分钟。

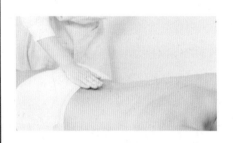

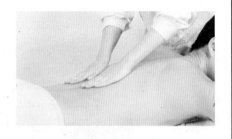

步骤3· 用手掌心或鱼际分别按揉天枢、神阙、气海、石门、关元各穴，时间为 1 分钟。

步骤4· 将食指、中指和无名指合并，三指按揉大肠俞穴，以局部红热为度，时间为 3 分钟。

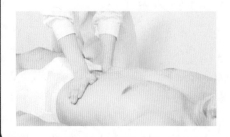

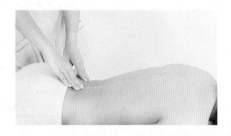

步骤 5· 手掌放于中脘穴上用力向下按压，力度由轻至重，时间为 3 分钟。

步骤 6· 双手推按天枢穴，力度轻柔平缓，重复 50 次。

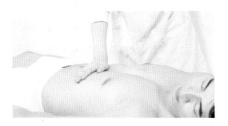 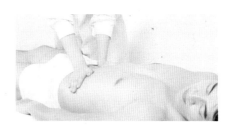

按摩理疗方法

步骤 1· 用手掌心来回搓摩气海穴、关元穴，时间约为 2 分钟。

步骤 2· 四指并拢按揉三阴交穴，力度适中，按摩过程中以有酸麻胀痛感为佳，时间长 2 ~ 3 分钟。

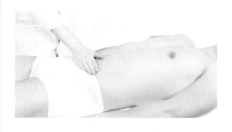

步骤 3· 食指、中指微用力压揉命门穴，以局部有酸胀感为宜，时间约为 3 分钟。

步骤 4· 取俯卧位，用拇指指端点按肾俞穴 30 下，以局部有酸胀感为宜。

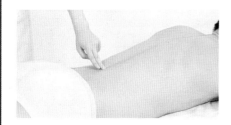 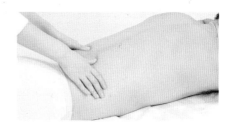

步骤 5· 用掌心搓揉大椎穴，以局部皮肤潮红发热即可，时间为 1~2 分钟。

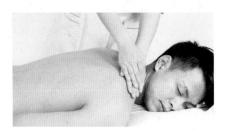

步骤 6· 将拇指放于太溪穴处，重力度捏按揉 5 分钟至有酸胀感，以有麻麻的感觉为佳。

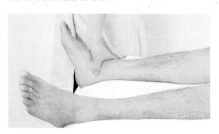

步骤 7· 用手掌鱼际按揉期门穴、章门穴，以有胀痛感为佳，时间为 1~3 分钟。

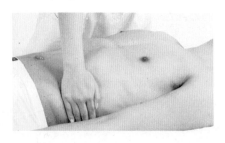

步骤 8· 用掌心按揉中脘穴、神阙穴，力度略轻，并做环状运动，时间为 1~3 分钟。

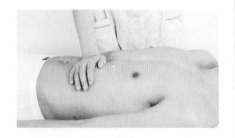

步骤 9· 将拇指指腹放在脾俞穴上点揉，以感觉酸胀为佳，时间为 1 分钟。

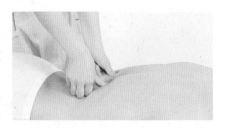

步骤 10· 将拇指指腹放于内关穴上，揉按力度由轻渐重，时间为 1~3 分钟。

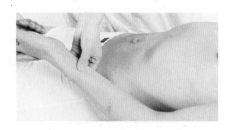

步骤 11· 患者俯卧，按摩者站其侧边，用手掌根部的力度去揉按大肠俞穴，至潮红、发热为宜。可每日按摩 1 次。

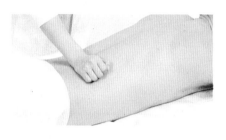

步骤 12· 用大拇指从上至下按揉太冲穴，以有胀痛、刺痛感为佳，时间约为 3 分钟。

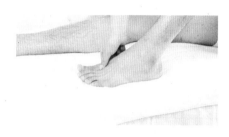

步骤 13· 用拇指指尖掐按足三里穴，以潮红发热为度，时间约为 2 分钟。

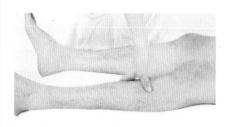

步骤 14· 用拇指按压涌泉穴，以患者感觉酸胀即可，时间为 3 ～ 5 分钟即可。

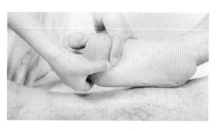

步骤 15· 用拇指指腹按揉血海穴，以有酸胀、痛感为度，时间为 1 ～ 3 分钟。

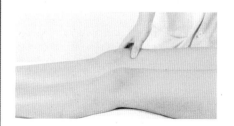

步骤 16· 用中间三指的指腹点按水道穴，时间为 1 ～ 3 分钟。

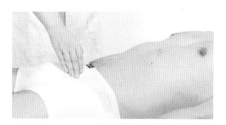

艾灸理疗方法

步骤1· 用艾条温和灸法灸治三阴交穴，以受灸者能承受的最大热度为佳，时间为 10 ~ 15 分钟。

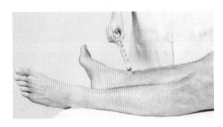

步骤2· 将燃着的艾灸盒放于命门穴、肾俞穴上灸治，以感觉局部温热舒适为宜，时间为 10 ~ 15 分钟。

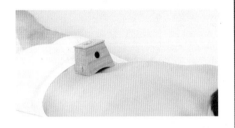

步骤3· 将燃着的艾灸盒放于气海穴、关元穴、中极穴上灸治，时间为 10 ~ 15 分钟。

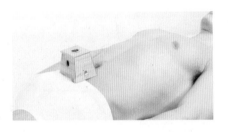

步骤4· 用两个燃着的艾灸盒对置放于肾俞穴和志室穴上，一同灸治，时间为 10 ~ 15 分钟。

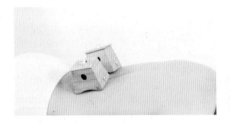

步骤5· 将燃着的艾灸盒放于大肠俞穴和膀胱俞穴上灸治，时间为 10 ~ 15 分钟。

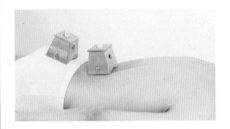

步骤6· 用艾条温和灸法灸治足三里穴，以穴位上皮肤潮红为度，时间为 10 ~ 15 分钟。

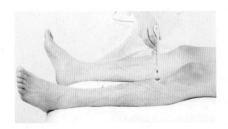

步骤 7· 将燃着的艾灸盒放于神阙穴上灸治，同时用悬灸法灸治曲池穴，时间为 10 ~ 15 分钟。

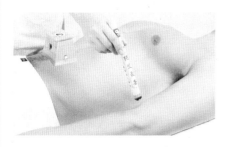

步骤 8· 取两个燃着的艾灸盒覆盖到天枢穴上一同灸治，时间为 10 ~ 15 分钟。

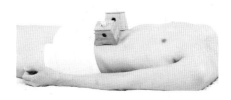

步骤 9· 用艾条温和灸法灸治涌泉穴，以穴位上皮肤潮红为度，时间为 10 ~ 15 分钟。

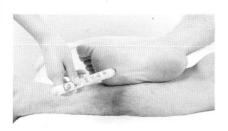

步骤 10· 用两个燃着的艾灸盒一同灸治神阙穴和关元穴，时间为 10 ~ 15 分钟。

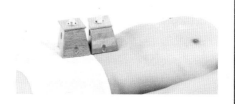

步骤 11· 用艾条温和灸法灸治上巨虚穴，以局部皮肤感到温热而不灼烫为宜。

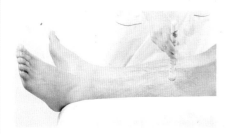

步骤 12· 将燃着的艾灸盒放于次髎穴上灸治，至感觉温热舒适为宜，时间为 10 ~ 15 分钟。

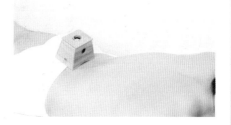

刮痧理疗方法

步骤 1· 用刮痧板角部刮拭中极穴30 次，由上至下，力度适中，以皮肤潮红为度。

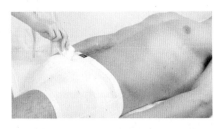

步骤 3· 用刮痧板边缘刮拭肾俞穴到次髎穴，至痧痕显现即可，时间为2 ~ 3 分钟。

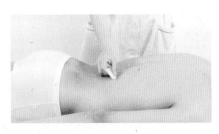

步骤 5· 用刮痧板角部刮拭涌泉穴，力度适中，可不出痧，时间为1 ~ 2分钟。

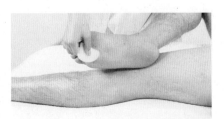

步骤 2· 用刮痧板边缘刮拭曲泉穴至三阴交穴，以出痧为度，重复10 ~ 15 次。

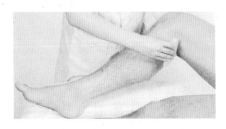

步骤 4· 用刮痧板边缘从上往下刮拭足三里穴至丰隆穴，以潮红出痧为度，时间为 1 ~ 2 分钟.

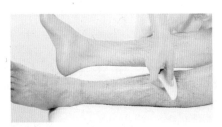

步骤 6· 用刮痧板角部从上至下刮拭关元穴，力度适中，时间为1 ~ 2分钟。

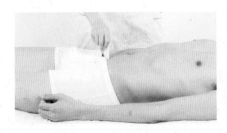

步骤7· 用刮痧板边缘刮拭肺俞穴、肝俞穴、脾俞穴、胃俞穴、肾俞穴至志室穴，时间为 3 ~ 5 分钟。

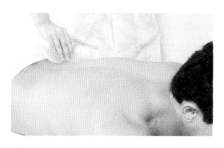

步骤8· 用刮痧板角部重刮三阴交穴至太溪穴，以出痧为度。

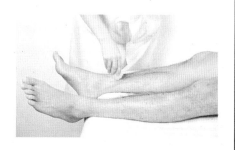

步骤9· 用刮痧板角部刮拭命门穴至腰阳关穴，由上至下，力度轻柔，可不出痧，时间为 1 ~ 3 分钟。

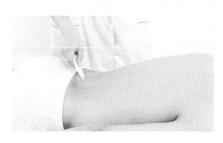

步骤10· 用刮痧板边缘从下向下刮拭心俞穴，力度适中，以出痧为度，时间为 2 ~ 3 分钟。

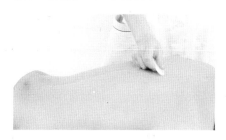

步骤11· 用刮痧板角部刮拭内关穴，以皮肤出痧为度。

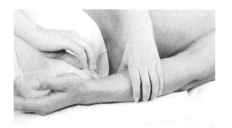

步骤12· 用刮痧板角部从太冲穴刮至行间穴，由上至下，中间不宜停顿，一次刮完。

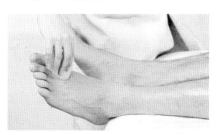

拔罐理疗方法

步骤 1· 用拔罐器将气罐吸附在阴陵泉穴、三阴交穴上，以局部皮肤泛红、充血为宜，时间长约 15 分钟。

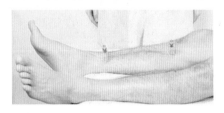

步骤 2· 点燃棉球伸入罐内旋转一圈马上抽出，将火罐扣在肾俞穴上，时间长约 15 分钟。

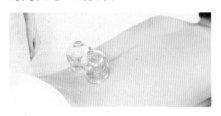

步骤 3· 用拔罐器将气罐吸附内关穴上，以局部皮肤泛红、充血为宜，时间为 15 ~ 20 分钟。

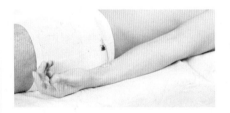

步骤 4· 拔罐器将气罐依次吸附在膻中穴、中脘穴、气海穴上，以局部皮肤泛红、充血为宜，时间为 10 ~ 15 分钟。

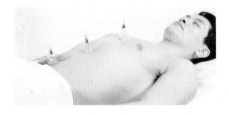

步骤 5· 点燃棉球伸入罐内旋转一圈马上抽出，迅速将火罐扣在膈俞穴、脾俞穴、肾俞穴、关元俞穴上，时间为 15 分钟。

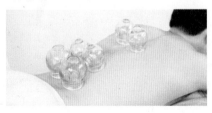

步骤 6· 将火罐分别扣在肾俞穴、志室穴、腰阳关穴上，时间为 10 分钟。

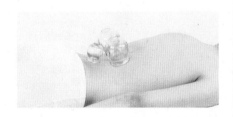

步骤 7· 将火罐分别扣在三焦俞穴和膀胱俞穴上，时间为 15 分钟。

步骤 8· 将火罐分别扣在大椎穴、大杼穴、厥阴俞穴上，以皮肤泛红、充血为宜，时间为 10 分钟。

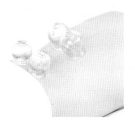

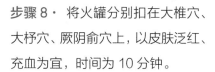

步骤 9· 用拔罐器将气罐吸附在命门穴上，以局部皮肤泛红、充血为宜，时间为 15 分钟。

步骤 10· 用拔罐器将气罐吸附在血海穴和三阴交穴上，以局部皮肤泛红、充血为宜，时间为 10 分钟。

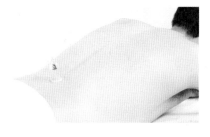

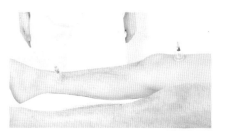

步骤 11· 用拔罐器将气罐吸附在中脘穴、章门穴上，以局部皮肤泛红、充血为度，时间为 15 分钟。

步骤 12· 用拔罐器将气罐吸附在天枢穴上，时间为 15 分钟。

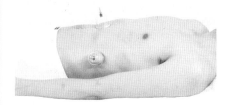

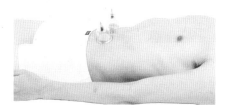

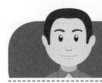

中西医结合效果好

前列腺炎是泌尿男科常见病、多发病，它不仅会影响男性的性功能和生育功能，而且还严重影响男性的日常生活质量。由于目前对于前列腺炎的发病机制尚未彻底研究通透，所以在治疗上往往缺乏规范化的诊疗方案。到底是选择西医治疗，还是选择中医用药，这成了医学界的艰难选择。最后，经过多年的研究和总结得出，中西医结合治疗前列腺炎，会取得更好的效果。

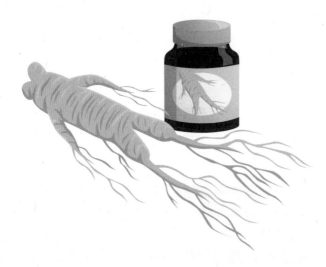

中医的精髓在于辨证论治，在临床诊疗中，中医法随证立，根据证候的变化开方拿药。中医认为，前列腺炎的基本病理变化为湿热毒邪蕴结下焦、肾与膀胱气化不利、肝郁气滞、瘀血阻络，病位在肾与膀胱，肾者主水，能够维持机体水液代谢，而膀胱则有贮尿和排尿的功能，二者互为相关，共主水道。中医根据前列腺炎的不同症状将其分为五种类型，即湿热下注型、肝郁气滞型、气滞血瘀型、寒凝肝脉型和脾肾亏虚型。而根据有关学者的研究，大部分的前列腺炎都是复合证型，即两种类型或多种类型合并。因此，不同的前列腺炎患者的症状各有特点，按照辨证施治的原则，其治疗方法也是各异。

疾病的发展变化总体上是有规律可循的，每种疾病的全部过程都可以细分为若干个不同阶段，前列腺炎也不例外。西医则以前列腺炎的致病因素为基础，将前列腺炎细分为Ⅰ型前列腺、Ⅱ型前列腺炎、ⅢA型前列腺炎、ⅢB型前列腺炎和Ⅳ型前列腺炎，治疗时分期而治。Ⅱ型前列腺炎多采取抗生素治疗，常用的抗生素为氟喹诺酮类等药物；ⅢA型前列腺炎抗生素大多为经验性治疗；ⅢB型前列腺炎则不推荐使用抗生素治疗；Ⅳ型前列腺炎一般无需用药治疗就可自行痊愈。

中西医结合治疗，即是将中医辨证论治与西医分期而治相结合，这样会对前列腺炎的治疗效果得到大大的提高。比如在Ⅲ型前列腺炎治疗上，可先用中药进行治疗，再根据病情的具体情况，为进一步提高疗效，适当加入西药治疗。如当VB3细菌培养阳性时，可加用口服氟喹诺酮类抗生素治疗4～6周。具体来说，若是ⅢA型前列腺炎，则需服用氟喹诺酮类抗生素2～4周，当患者症状有所减轻时，再继续抗生素治疗；若是ⅢB型前列腺炎，则不推荐继续抗生素治疗，可以根据需要选用α受体阻滞剂。

另外，中医中还有许多物理治疗手段可供参考，比如热疗、按摩、推拿、艾灸等，这些方法都能促进前列腺组织血液循环，有利于消除组织水肿，缓解盆底肌肉痉挛，对于缓解前列腺炎患者的症状也有一定的作用。

中西医结合治疗，目的是为了改善患者的症状，提高患者的生活质量，其治疗原则往往依据患者病情的轻重缓急未定，要知道，当单靠某一种方法已经取不到理想的疗效后，往往需要运用综合手段和多种方法配合治疗。中西医结合治疗前列腺炎，既可以提高疗效，又易被患者接受，是一种多途径、多方法的综合性治疗手段。

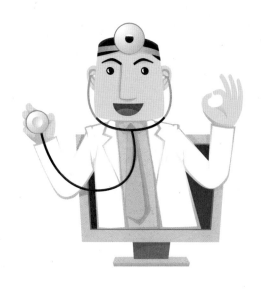

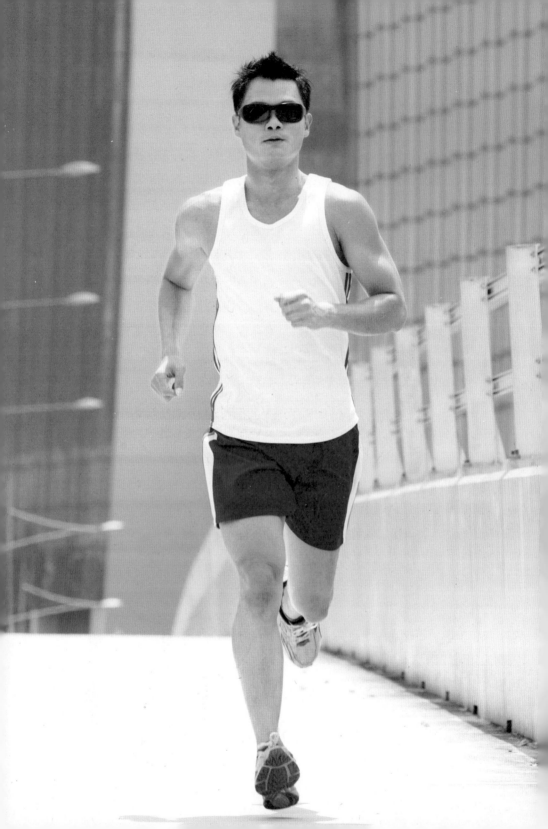

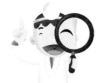

Part 7

前列腺的保健措施

男性朋友由于在工作、家庭及社会中扮演承担者的角色，长期处于高压状态，更需要补充营养和学习保健方法，以保护前列腺组织等器官。所谓"千里之行，始于足下"，从现在开始，让我们一起吃得健康，动得快乐吧!

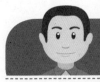

多喝水多排尿

前列腺炎是一种极复杂的疾病，其形成原因复杂，表现为尿路症状和耻骨、会阴部疼痛等症状，而预防前列腺炎的最简单、实用的办法就是多喝水多排尿。

正常情况下，前列腺每日分泌的前列腺液会从后尿道随尿液排出体外，由于前列腺液的量很少，所以对排尿次数正常的人没有任何影响。但是，如果水分供给不足，身体处于缺水状态，排尿时间自然也会延长，这就势必会造成前列腺液在后尿道长时间的集聚和浓缩，进而引发尿道的刺激症状，诱发前列腺感染。所以，建议男性朋友日常要保证充足的水分供给，每日保证2000毫升的饮水量，可以有效预防前列腺炎。

多喝水多排尿不仅可以有效预防前列腺炎，还有利于前列腺炎的康复。

即使是有尿频、尿急、尿痛、排尿困难症状的前列腺炎患者，每日保证充足的饮水量是十分有利的，可以通过多次排尿的过程冲洗尿道，使炎症致病菌随尿液一同排出体外，有利于前列腺炎的康复。

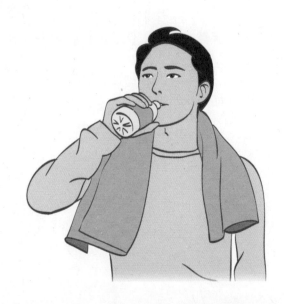

平时多吃蔬菜

有人感叹，怎么前列腺疾病越来越多了？这与社会环境有关，也与饮食环境有关。说到饮食环境，蔬菜的营养价值一直被科学家所认可，多食蔬菜对前列腺的保养有着莫大的好处。

前列腺增生症在老年人群中较为常见，它虽然不会发生癌变，但尿频、尿急、尿不尽、排尿困难等症状也严重降低了老年人的生活质量。有关研究发现，蔬菜可降低前列腺增生症的发生概率，多食蔬菜的人进行前列腺增生手术的概率比其他人低11%，而水果则没有这个特效。

蔬菜一般都是五颜六色的，如柿子椒便有黄、红、绿三色之分，给这些

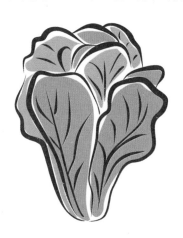

蔬菜穿上美丽外套的，正是其中含有的丰富的天然营养元素，如西红柿的红色来自于番茄红素，胡萝卜的橙色来自于β-胡萝卜素，菠菜和花椰菜的绿色来自于叶黄素和玉米黄素。同时，蔬菜水分含量高，一般新鲜蔬菜水分含量达65%～95%，能量低，并且富含植物化学物质。蔬菜中含有果胶、淀粉、胡萝卜素、维生素C、维生素B_2、钙、磷、钾、铁、叶酸等，是微量元素、膳食纤维和天然抗氧化物质的重要来源。蔬菜不仅能够预防前列腺疾病，还有着补充能量、预防皱纹和延缓衰老的功效。

一般情况下，医生都会推荐患者多食蔬菜，蔬菜有助于患者的康复。蔬菜作为日常饮食必不可少的食物之一，适宜各类人群经常食用，前列腺疾病患者日常更该多食。

有益前列腺的食物

俗话说: "病从口入。"很多疾病的发生或加重往往与饮食有着密不可分的联系, 前列腺疾病亦是如此。合理的膳食结构和饮食习惯能够保持身体良好的平衡状态和抵抗力, 那么, 有哪些食物对前列腺有益呢?

✚ 对前列腺有益的8种食物

（1）巴西坚果

在所有的坚果当中, 来自南美的巴西坚果富含人体所需的微量元素——硒。据统计, 大约28克的巴西坚果就含有日推荐摄入量10倍的硒。同时, 巴西坚果还富含锌, 锌是前列腺内最为主要的抗菌因子。从硒的摄入量这方面来看, 巴西坚果是较好的选择, 有益于前列腺健康。

（2）蘑菇

亚洲蘑菇含香菇多糖, 是一种具有抗癌活性的β-葡聚糖。另外, 亚洲蘑菇中还包含一种名为麦角硫因的强抗氧化剂, 它能保护因毒素和其他物质引发的细胞损伤, 能够预防包括前列腺癌在内的多种癌症。

（3）绿茶

绿茶的功效来源于抗氧化剂儿茶酚, 它能破坏病毒和细菌, 具有增强免疫功能和抗前列腺癌的作用。研究表明, 绿茶中的儿茶酚能显著降低前列腺生物标记物的含量。换句话来讲, 绿茶儿茶酚有助于前列腺癌患者的病情控制, 它能破坏前列腺癌细胞的活性, 帮助修复损伤的DNA。

（4）西红柿

西红柿富含强氧化剂番茄红素, 有益于改善前列腺的健康。特别是烹调加工后的西红柿, 其抗氧化性增强, 将西红柿做成番茄酱、汤或酱汁比起生吃效果更好。

（5）三文鱼

Ω-3脂肪酸是维持前列腺健康的重要营养物质, 而获得这种物质的途径就是食用三文鱼。研究表明，Ω-3脂肪酸能减缓前列腺癌患者癌症的发展和进程，每周吃一次三文鱼能降低前列腺增生的风险。

（6）西蓝花

西蓝花营养丰富，其营养成分位居同类蔬菜之首，被誉为"蔬菜皇冠"。其富含植物营养素萝卜硫素和吲哚，都具有抗癌作用。研究表明，西蓝花中存在介兰素，这种物质能够抑制前列腺癌细胞的生长，抑制前列腺特异性抗原的产生。研究还发现，如果煮西蓝花的时间超过5分钟，其内的抗癌活性将大幅降低，因为高温能使酶失去活性。所以，在烹调西蓝花的时候，宜将其切成碎块，放置5分钟，使抗癌元素在烹调前形成。

（7）石榴

石榴富含抗氧化剂和植物营养素鞣花单宁，有助于促进前列腺的健康。石榴提取物还能减少前列腺癌细胞的产生，诱发其癌细胞自身破坏。鞣花单宁也能干扰滋养前列腺肿瘤的新血管生成。

（8）南瓜子

南瓜子中含有胡萝卜素和Ω-3脂肪酸，能阻止诱发前列腺细胞增生的激素的产生，对前列腺具有独特的保护作用。同时，南瓜子中还含有锌，同样与前列腺相关。

不同于药物治疗，这8种对前列腺有益的食物都是我们日常生活中的常见食物，让我们可以在日常用餐中达到治病的目的。

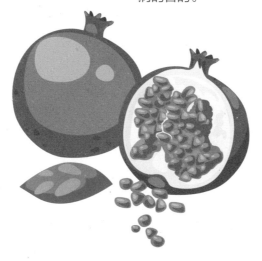

前列腺炎患者饮食宜忌

　　一般来说，前列腺炎患者的饮食宜清淡，不宜进食辛辣刺激和肥甘厚味之物。那么，前列腺炎患者吃什么食物好呢？

❶ 多摄取锌：锌是前列腺内最主要的抗菌因子，其在前列腺中的含量远远高于其他脏器。慢性前列腺炎患者前列腺液或精液中锌的含量大大低于正常水平，待患者病情好转之后，锌的含量又恢复正常。即使在无菌性前列腺炎患者身体之中，锌含量也会持续偏低。它是衡量前列腺功能正常与否的标准之一。因此，要多吃含锌量较高的食物，如肉类、蛋类、海产品和动物肝脏等。平常多吃含锌量较高的食物，能有效地预防和治疗前列腺炎。

❷ 多吃含维生素C的食物：维生素C具有很好的抗氧化作用，它能在前列腺炎患者感到精神紧张之时，起到一定的缓和作用。另外，它还能促进人体的新陈代谢，维持生理健康，有利于患者保持愉快的心情。所以，前列腺炎患者应多吃含维生素C较高的食物，如西红柿、猕猴桃等。

❸ 多吃含维生素B$_2$的食物：人体内的蛋白质、核酸、脂肪和糖类的代谢过程中，维生素B$_2$都有全程参与，它能提高机体对蛋白质的利用率，促进生长发育，是机体组织代谢和修复的必需营养素，并能调节肾上腺素的分泌。前列腺炎患者日常可有针对性地进行摄取，如多吃雪菜、冬菜、花生、核桃等食物。

❹ 多吃高纤维食物，适当补充油脂类食物：高纤维食物能促进肠胃蠕动，油脂类食物能够润肠，这两类食物都能润肠通便，能防止前列腺因便秘而受压，进而导致充血引发前列腺炎。

前列腺炎患者食谱

酸奶西瓜

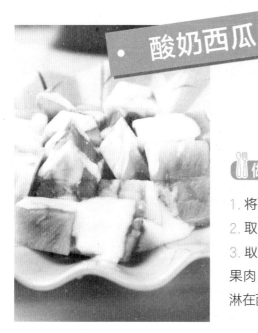

原料 西瓜 350 克，酸奶 120 克，白糖 10 克

做法

1. 将西瓜对半切开，改切成小瓣。
2. 取出果肉，切成小块，备用。
3. 取一个干净的盘子，放入切好的西瓜果肉，码放整齐，将备好的酸奶均匀地淋在西瓜上，撒上白糖即可。

蜂蜜雪梨莲藕汁

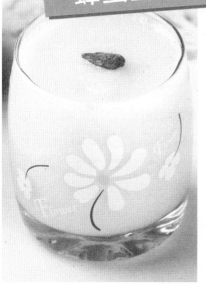

原料 莲藕 300 克，雪梨 200 克，蜂蜜 20 毫升

做法

1. 将洗净去皮的雪梨、莲藕切丁。
2. 锅中注水烧开，倒入藕丁，煮至其七八成熟，捞出。
3. 取榨汁机，倒入莲藕、雪梨、矿泉水，榨取蔬果汁，然后加入蜂蜜，再次选择"榨汁"功能，搅拌匀，断电后揭盖，把榨好的蔬果汁倒入杯中即可。

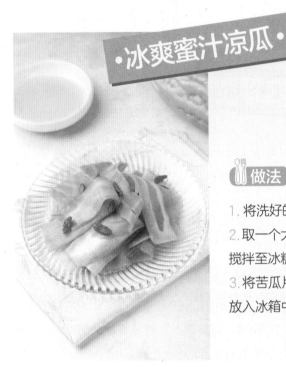

·冰爽蜜汁凉瓜·

原料 苦瓜 300 克,橙汁 25 毫升,枸杞 15 克,雪碧 200 毫升,冰糖 30 克,蜂蜜 20 毫升

做法

1. 将洗好的苦瓜去瓤,切薄片。
2. 取一个大碗,倒入雪碧、橙汁,加入冰糖,搅拌至冰糖溶化。
3. 将苦瓜片放入调好的汁水中,撒上枸杞,放入冰箱中冷藏,食用时蘸蜂蜜。

·黄瓜猕猴桃汁·

原料 猕猴桃 150 克,黄瓜 120 克,蜂蜜 15 毫升

做法

1. 将洗净的黄瓜切成条,再切成丁;去皮的猕猴桃切成块。
2. 取榨汁机,组好"搅拌"刀座,将黄瓜、猕猴桃倒入搅拌杯中,加入适量的纯净水,选定"搅拌"功能榨取果汁。
3. 再加入蜂蜜,继续搅拌,搅匀,将榨好的果汁倒入杯中即可。

·胡萝卜红烧牛肉面·

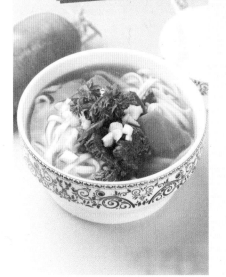

原料

胡萝卜、熟牛肉各100克,面条170克,牛肉汤300毫升,生抽3毫升,盐、鸡粉各3克,蒜末、红椒丝、香菜各少许

做法

1. 将胡萝卜切块焯水;熟牛肉切厚片;面条煮熟,装碗中,加胡萝卜和牛肉。

2. 炒锅置火上,倒入牛肉汤煮开,加盐、鸡粉、生抽,拌匀煮沸,浇在面条上,撒上红椒丝、蒜末和香菜即可。

·马齿苋瘦肉粥·

原料

水发大米120克,马齿苋60克,猪瘦肉75克,姜块40克,盐2克,胡椒粉1克,芝麻油4毫升

做法

1. 姜块洗净切丝,马齿苋洗净切段,猪瘦肉切片腌渍片刻。

2. 砂锅注水,倒入洗好的大米,烧开后用小火煮20分钟,放入马齿苋、瘦肉、姜丝、盐、芝麻油、胡椒粉拌匀即可。

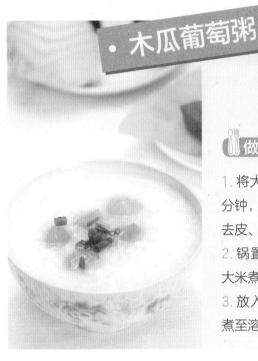

• 木瓜葡萄粥 •

原料 木瓜 30 克，葡萄 20 克，大米 100 克，白糖 5 克，葱花少许

🍴 做法

1. 将大米淘洗干净，放入清水中浸泡 10 分钟，木瓜切开取果肉，切成小块；葡萄去皮、去子后洗净。

2. 锅置火上，注入清水，放入大米，将大米煮至八成熟。

3. 放入木瓜、葡萄煮至米烂，放入白糖煮至溶化，最后撒上葱花即可。

• 薏米绿豆汤 •

原料 水发薏米 90 克，水发绿豆 150 克，冰糖 30 克

🍴 做法

1. 砂锅中注水烧开，倒入绿豆、薏米，烧开后用小火煮 40 分钟，至食材熟透。

2. 加入冰糖，煮至溶化，继续搅拌使汤味道均匀。

3. 关火后盛出煮好的甜汤，装入汤碗中即可。

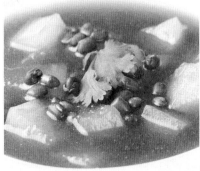

• 冬瓜红豆汤 •

原料 冬瓜 300 克，水发红豆 180 克，盐 3 克

做法

1. 将洗净去皮的冬瓜切丁。
2. 砂锅中注水烧开，倒入红豆，烧开后转小火炖 30 分钟至红豆熟软。
3. 放入冬瓜丁，用小火炖 20 分钟至食材熟透，再放入盐，拌匀。关火后盛出煮好的汤，装入碗中即成。

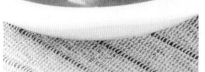

海藻海带瘦肉汤 •

原料 水发海藻 60 克，水发海带 70 克，猪瘦肉 85 克，料酒 4 毫升，盐、胡椒粉、水淀粉各适量，葱花少许

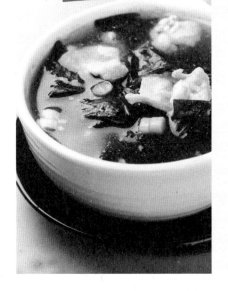

做法

1. 将洗净的海带切块；猪瘦肉切片，加盐、水淀粉、料酒，拌匀腌渍片刻。
2. 锅中注水烧开，倒入海带、海藻，大火煮至沸，放入肉片煮熟，加盐拌匀，撒上胡椒粉，最后点缀上葱花即可。

• 金樱子黄芪牛肉汤 •

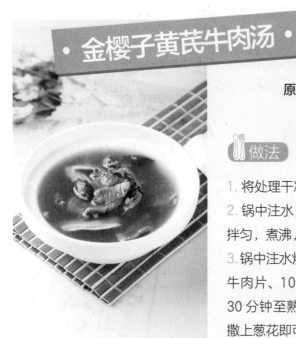

原料 牛肉 300 克，金樱子 20 克，黄芪 15 克，料酒 20 毫升，盐、鸡粉各 2 克，姜片、葱花各少许

做法

1. 将处理干净的牛肉切成片。
2. 锅中注水，放入牛肉片、10 毫升料酒，拌匀，煮沸，氽去血水，捞出备用。
3. 锅中注水烧开，放入姜片、金樱子、黄芪、牛肉片、10 毫升料酒，烧开后用小火煮 30 分钟至熟，放入盐、鸡粉拌匀，盛出撒上葱花即可。

• 黄瓜拌绿豆芽 •

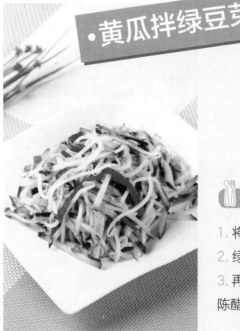

原料 黄瓜 200 克，绿豆芽 80 克，红椒 15 克，盐、鸡粉各 2 克，陈醋、芝麻油各 4 毫升，蒜末、葱花各少许

做法

1. 将洗净的黄瓜切丝，红椒去子切丝。
2. 绿豆芽、红椒焯水，捞入碗中。
3. 再放入黄瓜丝、盐、鸡粉、蒜末、葱花、陈醋、芝麻油，搅拌均匀，装入盘中即成。

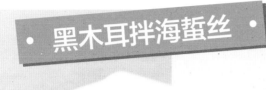

黑木耳拌海蜇丝

原料 海蜇丝 100 克，水发黑木耳 45 克，胡萝卜 100 克，香菜 15 克，盐 3 克，鸡粉 2 克，芝麻油 2 毫升，生抽、陈醋各 4 毫升，蒜末少许

做法

1. 将洗净去皮的胡萝卜切丝，洗好的黑木耳、香菜切好，与海蜇丝分别焯水。
2. 将焯好的食材装入碗中，加蒜末、盐、鸡粉、芝麻油、生抽、陈醋，拌匀即可。

海带拌腐竹

原料 水发腐竹、水发海带各 200 克，盐 3 克，醋 5 毫升，鸡粉 2 克

 做法

1. 将腐竹、海带分别洗净，投入沸水锅中焯，捞出凉凉。
2. 焯好的腐竹、海带切成丝备用。
3. 将腐竹丝、海带丝一起放入盆内，加入盐、醋和鸡粉，拌匀即成。

• 滑炒鸭丝 •

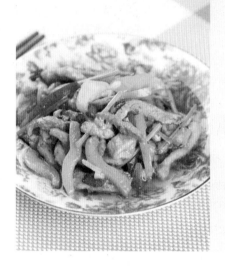

原料 鸭肉 160 克, 彩椒 60 克, 盐 3 克, 鸡粉 1 克, 生抽、料酒、水淀粉各 4 毫升, 香菜梗、姜末、蒜末、葱段、食用油各少许

做法

1. 将洗净的彩椒切条, 香菜梗切段; 鸭肉切丝, 腌渍片刻。
2. 用油起锅, 下入蒜姜葱、鸭肉丝、料酒、生抽、彩椒、盐、鸡粉、水淀粉、香菜段, 炒熟即可。

• 虾皮炒冬瓜 •

原料 冬瓜 170 克, 虾皮 60 克, 料酒、水淀粉、食用油各 5 毫升, 葱花少许

做法

1. 将洗净去皮的冬瓜切块, 备用。
2. 锅内倒入食用油、虾皮、料酒、冬瓜、清水, 翻炒匀, 用中火煮 3 分钟至食材熟透。
3. 再倒入水淀粉, 翻炒均匀。关火后盛出炒好的食材, 装入盘中, 撒上葱花即可。

草菇花菜炒肉丝

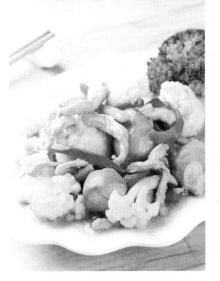

原料 草菇 70 克，彩椒 20 克，花菜 180 克，猪瘦肉 240 克，盐 3 克，生抽 4 毫升，料酒 8 毫升，蚝油、水淀粉各 3 毫升，食用油、姜、蒜、葱各少许

做法

1. 将草菇、彩椒、花菜洗净切好，焯水；猪瘦肉切好，腌渍片刻。

2. 用油起锅，放入肉丝、姜、蒜、葱、焯好的食材、盐、生抽、料酒、蚝油、水淀粉，翻炒入味即可。

清蒸冬瓜生鱼片

原料 冬瓜、生鱼各 300 克，盐 2 克，鸡粉 2 克，生粉 10 克，蒸鱼豉油 5 毫升，姜片、葱花各少许

做法

1. 将洗净去皮的冬瓜切片；洗好的生鱼去骨，切片，装碗，加盐、鸡粉、生粉拌匀。

2. 将鱼片摆入碗底，放上冬瓜片和姜片。

3. 将摆放好的食材放入烧开的蒸锅中蒸熟；取出，倒扣入盘中，撒上葱花，浇入蒸鱼豉油即可。

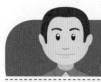 治疗前列腺炎的小偏方

男性到了一定年龄，身体功能会有所减弱，很容易引发疾病，前列腺炎就是最为常见的男性疾病之一，它可谓男科一大疾病，千千万万的男性都被它折磨得苦不堪言。其实，前列腺炎没那么可怕，它就像发热感冒一样，只要及时治疗，对症下药，便能够早日痊愈。

升清降浊汤

【材料】柴胡8克，升麻6克，桔梗9克，茯苓、猪苓各10克。
【用法】水煎服，每日1剂。
【主治功效】升清降浊，利湿泻热。

二仙三妙汤

【材料】芡实、金樱子各30克，黄檗20克，苍术5克，牛膝10克。
【用法】水煎服，每日1剂。
【主治功效】收敛祛湿，利湿通淋。

蒲公英金银花粥

【材料】蒲公英（鲜品）60克，金银花（鲜品）30克，大米100克，砂糖20克。
【做法】先将蒲公英、金银花同放进砂锅内，加适量清水煎汁，然后去渣取药汁，再加入大米煮成稀粥。粥成后加入砂糖。
【用法】每日2次。
【主治功效】清热解毒，消肿散瘀。

灯芯花苦瓜汤

【材料】灯芯花6扎，鲜苦瓜200克。
【做法】将苦瓜洗净除瓤和瓜核，切成小段，与灯心花一同煎汤。
【用法】每日1剂。
【主治功效】抗菌消炎，清心安神。

古葡萄煎

【材料】葡萄、鲜藕、鲜地黄各250克。
【用法】榨汁煎服，分2次服用。
【主治功效】清热凉血，滋阴补阳。

黄芪甘草汤

【材料】生黄芪50克，甘草12克，丹参、赤小豆各20克。
【用法】水煎服，每日1剂。
【主治功效】清热解毒，益气活血。

猪血山药汤

【材料】猪血270克，山药70克。
【做法】将洗净去皮的山药切片，猪血切块，余水。锅中注水烧开，倒入猪血、山药，烧开后用中小火煮约10分钟，取一个汤碗盛之食用即可。
【用法】每日1～2次。
【主治功效】健脾养胃，利尿通淋。

知柏五子汤

【材料】黄檗、太子参、乌梅、白芍、金樱子、覆盆子、川续断各10克，知母6克，芡实、益智仁、枸杞子、牡蛎、桑寄生、甘草各15克，赤茯苓、菟丝子、地龙、红花各12克。
【用法】水煎服，每日1剂。每日1～2次。
【主治功效】滋阴降火，益肾填精。

白兰花瘦肉汤

【材料】白兰花30克，鲜猪瘦肉150克。
【做法】将猪瘦肉洗净切块，与白兰花同放入砂锅内，加适量清水，用中火煲汤。
【用法】每日2～3次。
【主治功效】益脾温肾，利尿通淋。

土茯苓粥

【材料】土茯苓、大米各100克。
【做法】先将土茯苓洗净，去外皮，切成片状，放进砂锅内，用中火煎煮30～40分钟，取汁。砂锅中放入大米，加入土茯苓煎汁，用中火煮成粥。
【用法】每日1～2次。
【主治功效】利湿解毒，健脾和胃。

活血化瘀汤

【材料】黄檗、大黄、知母各15克，牛膝20克，丹参30克，益母草50克。
【用法】水煎服，每日1剂。
【主治功效】清热利湿，活血化瘀。

葵菜羹

【材料】葵菜叶100克，淀粉5克。
【做法】将葵菜叶洗净，煮沸后加入淀粉少量做羹。
【用法】空腹食用，每日2次。
【主治功效】清热利湿，消炎解毒。

独味蜂王浆

【材料】蜂王浆20～30毫升。
【做法】用蜂王浆、开水配置成1:100的溶液。
【用法】每日2次。
【主治功效】滋补强壮, 益肝健脾。

胡枝草煎

【材料】胡枝子30～60克, 车前草15～24克, 冰糖30克。
【用法】水煎服, 每日3次。
【主治功效】润肺清热, 利水通淋。

参芪枸杞子粥

【材料】党参、黄芪各30克, 枸杞子10克, 大米100克。
【做法】先将党参、黄芪同放砂锅内, 加适量清水, 用中火煎汁。与此同时, 将枸杞子、大米共放进另一锅内煮粥。待煮至粥半熟时, 倒入参芪药汁再煮成粥。
【用法】每日2～3次。
【主治功效】健脾, 补肺, 益肝肾。

车前子绿豆高粱米粥

【材料】车前子60克, 橘皮15克, 通草10克, 绿豆50克, 高粱米100克。
【做法】将车前子、橘皮、通草用纱布包住, 煮汁去渣, 加入绿豆和高粱米中火煮粥。
【用法】空腹服, 每日2～3次。
【主治功效】适用于老人前列腺炎、小便淋痛。

二紫通尿茶

【材料】紫花地丁、紫参、车前草各15克, 海金砂30克。
【做法】将上药研为粗末, 置保温瓶中, 以沸水500毫升泡15分钟, 代茶饮用。
【用法】每日1剂。
【主治功效】消炎利尿, 清热凉血。

祛瘀利尿汤

【材料】丹参、泽兰、赤芍、桃仁、红花、王不留行、青皮、白芷、川楝子、小茴香、乳香、没药各9克, 败酱草15克, 蒲公英30克。
【用法】水煎服, 每日1剂。
【主治功效】活血通络, 清热利湿。

茅根红豆粥

【材料】水发大米150克，水发红豆90克，茅根50克，白糖25克。

【做法】砂锅中注入清水烧开，放入洗净的茅根，倒入洗好的红豆，小火煮约15分钟，取出茅根。倒入洗净的大米，小火煮约30分钟至食材熟透。放入白糖，煮至其溶化，关火后盛出，装入碗中即可。

【用法】空腹服，每日2～3次。

【主治功效】清热凉血，利水通阳。

芡实莲子薏米汤

【材料】芡实、薏米、莲子各100克，怀山、茯苓各50克，猪小肠500克，米酒30毫升。

【做法】将猪小肠余烫，捞出剪成小段。将芡实、茯苓、怀山、莲子、薏米洗净，与猪小肠一起入锅，加水煮沸，快熟时淋上米酒即可。

【用法】每日1次。

【主治功效】益肾健脾，利水祛湿。

益母草蒲公英汤

【材料】益母草30克，蒲公英、土茯苓、车前子、玉米须各20克，瞿麦、赤芍、皂角刺、乌药各10克，甘草梢5克。

【用法】水煎服，每日1剂。

【主治功效】清热利湿，凉血解毒。

锦琥汤

【材料】大黄、半夏各10～15克，琥珀末5～10克。

【用法】大黄、半夏煎水取汁200毫升，每日早晚各取100毫升冲服琥珀末。

【主治功效】清热利湿，降火导滞。

海参淡菜粥

【材料】海参、淡菜各20克，红枣10克，大米100克。

【做法】大米洗净，浸泡；海参泡发洗净，切小块；淡菜泡发洗净；红枣洗净切好。砂锅置火上，放大米、淡菜、红枣加水煮熟，放入海参煮至粥浓稠。

【用法】每日1～2次。

【主治功效】温补肝肾，降低血压。

冬瓜海带薏米汤

【材料】鲜冬瓜250克，生薏米50克，海带100克。

【做法】冬瓜洗净切成粗块，生薏米洗净，海带洗净切成细片状。将以上三物同放进砂锅内，加适量清水煮汤食用。

【用法】每日1～2次。

【主治功效】滋补肝肾，利水消肿。

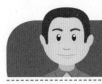

前列腺炎的运动疗法

前列腺炎是较为常见的一种男科疾病，近年来，有很多男性都被前列腺炎所困扰。对于慢性前列腺炎的治疗，在采用药物治疗的同时，辅以一些有针对性的运动治疗，如慢跑、游泳、观鸟、远足、步行、瑜伽、五禽戏等，能够增强体质，缩短病程，提高治疗效果。

➕ 慢跑

有关调查研究表明，每周几小时的慢跑有助于预防前列腺疾病。原因在于，慢跑时，盆底肌肉有节奏地张弛，仿佛是把前列腺放在"蹦床"上，让它在上面"弹跳"，促进前列腺及其周围

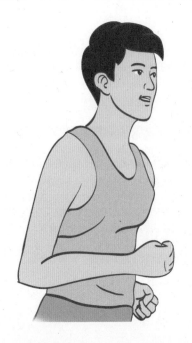

的器官和组织血液微循环。此外，慢跑时，腹腔内的脏器尤其是肠管及大网膜有规律、有力度地对前列腺造成冲击，起到了对前列腺的"按摩"作用。每天适量的慢跑可以缓解尿频、尿急、尿痛和排尿不畅等慢性前列腺炎，大大减少前列腺炎的发病概率，同时对前列腺炎患者起到辅助治疗的效果。

在进行慢跑锻炼之前，应做好充分的热身运动，可以打打太极、做徒手体操、伸展肢体、弯腰踢腿等。在慢跑时速度不宜过快，一般控制在每分钟100～200米为佳，每次慢跑时间为10分钟，可在清晨或傍晚进行。

慢跑也需要掌握正确的姿势，两手要微握拳，上臂和前臂保持90°左右的弯曲，还要注意在跑步时全身肌肉放松，身体要略向前倾。两脚落地之时要轻，前脚掌先着地，这样一方面能够

得到足弓的缓冲，防止身体受到震颤，以免出现头晕、腹痛和脚跟疼痛；另一方面方便前脚掌向后蹬，可以产生足够的反作用力。

慢跑时也需要做一些必要的保护措施。比如尽量用鼻子呼吸，避免用口呼吸，这样可以防止空气中的尘埃等刺激气管而引起咳嗽和恶心、呕吐，甚至引发气管炎。若鼻子无法满足需要时，可用口鼻联合呼吸，就是用鼻子吸气，半张口呼气，也可以用舌尖顶着上颌，微张口吸气，这样可以减轻冷空气对气管的刺激。

此外，还要注意呼吸频率与步调的协调，慢跑时一般是两步一呼两步一吸，也可以是三步一呼三步一吸，实际情况则需根据自己的习惯采用不同的方式。另外，平时很少进行体育锻炼的患者，在前期也需讲究循序渐进，不能一开始就采取高强度的慢跑，须知"欲速则不达"。若感觉体力不济，可选择慢跑和走路交替的方式，可多走少跑；若跑后身体舒适，则应多跑少走，并逐渐增加跑步的距离，慢慢过渡到完全慢跑。慢跑时还可约上一两个同伴，一边跑步一边谈天，可谓是一大享受。

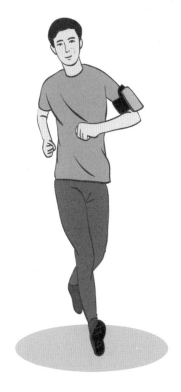

在慢跑即将结束时，要逐渐减慢速度，让机体有缓冲时间，能够慢慢和缓起来，不可骤然停止。因为经过较为漫长的长跑之后，人体内的血液循环加快，若是马上静止不动，四肢的血液不能很快循环到脑部和心脏，造成局部性缺氧，会引起头晕、恶心和呕吐。因此，慢跑后一定要做好整理活动，如果出汗较多，应及时擦汗，穿好衣服，适量饮水，休息20~30分钟后再进行沐浴。

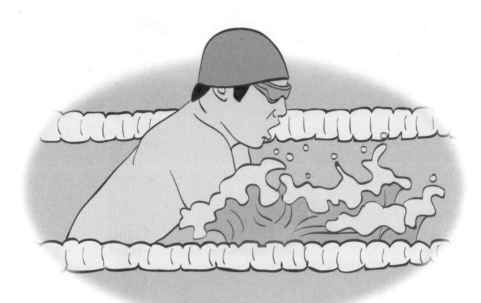

✚ 游泳

世界上最好的运动方式，便是跑步和游泳。游泳运动是一项全身性的运动，可以促进前列腺局部血液和淋巴循环，有助于前列腺炎症的消退。但需要注意的是，前列腺炎症状明显或者病情严重时是禁忌游泳的，原因在于泳池之中含有大量病菌，且容易通过尿道逆流进入人体，前列腺炎患者自身携带的病菌也可能通过水扩散出去，影响到他人健康。

同时，泳池的水温不宜太低，最好控制在25~30℃。若水温太低，会刺激腺体收缩和充血，加重前列腺内液体淤积，进一步影响前列腺健康。

在入水之前，应进行热身活动10~15分钟，活动身体，拉伸肌肉，促进血液加速循环，以防止入水后一时无法适应，引起头晕、恶心和呕吐等症状，严重者还可能导致抽筋或肌肉拉伤。同理，游泳速度也不宜过快，一般控制在每分钟30米左右即可，每次游泳时间为15~20分钟。

另外，空腹、吃饭后都不宜游泳。空腹之时血糖较低，可能会引起头晕、四肢乏力等症状。

✚ 观鸟

观鸟是目前世界上很流行的一种娱乐休闲运动。当人类亲近大自然之时，才会表现出最为平和的一面。随着这项运动的兴起，在我国已经出现了规模相当可观的一批"观鸟族"。

观鸟有助于陶冶人的性情，让人的情绪变得平和而淡雅，使人心情愉快，会激发人对生活的态度，这同时也是前列腺炎患者所该具备的心境。

✚ 远足

远足又称徒步、行山和健行，和传统的步行相比，其更侧重于"长途步行"。远足是一种时尚的运动，需要一定的技巧和装备，也需要远足者具备极强的野外生存能力。

远足过程中安全问题是最为重要的，这需要远足者制定精细的路程路线，其中应包括撤走路线和交通安排，切勿无目标地自行乱闯或另辟路径，以免迷路或发生意外，切勿逞强好胜。远足一般需要结伴，规模大者有成百上千人，规模小者两人同行，应尽量避免单独进行远足，以免缺乏照应。

✚ 步行

步行是最简便的运动方式，它不受年龄、性别和健康状态的限制，也不受场地、条件设备的限制，十分的简便易行，但往往能收获意想不到的结果。

步行宜在清晨或傍晚进行，应循序渐进，开始不要走得过快，应逐渐增加步行速度和时间。一般来说，身体适应步行规律的时间为一周，一周之后可酌情延长步行时间，并逐渐加快步行速度。

步行速度有快有慢，一般分为三种：快速、中速和缓速。快速每分钟行90步以上，每小时走4千米；中速每分钟为80～90步；缓速每分钟为60～70步。步行时可进行有节奏的摆臂扩胸运动，以增加肺活量，步速可快可慢，走停结合，这样效果会更好。

步行贵在坚持，要将这一良好习惯融入生活之中，如走路回家、多走楼梯、多参加郊游等。只有坚持不懈，步行运动才能有更好的治疗效果。

➕ 瑜伽

单腿背部伸展式

【动作解析】

❶ 正坐，腰背挺直，双腿伸直并拢，双手放于臀部两侧，掌心贴地，指尖朝外。

❷ 屈右膝，右脚掌贴在左大腿内侧，膝关节自然向外展开。吸气，双臂向上伸展过头顶。

❸ 呼气，俯身，双手抓左脚脚掌，稍屈肘，拉动身体贴近左腿。脚面绷直，颈部放松，保持姿势数秒，身体还原，换另一边练习。

【体式功效】

改善血液循环，拉伸髋部和腿后肌腱，促进骨盆区域血液循环，能保养腹部脏器，调理肝脾肾，滋养生殖器官，改善消化系统，有助于缓解压力和焦虑，有助于预防及减轻前列腺肿大。

【注意事项】

练习时，背部应保持平直，避免向后弓起，脚面绷直，充分拉伸。身体应正对地面，避免出现倾斜。

眼镜蛇式

【动作解析】

❶ 平趴在地面上，下巴点地，双手放在体侧，掌心向下，脚后跟并拢，脚趾平贴在地面上绷紧，正常呼吸。

❷ 双肘弯曲，手掌靠近肩部，平放在地面上，手指尖向前，指尖与肩对齐，双眼望向前方，缓慢吸气。

❸ 长呼一口气，双手用力撑起，同时头和胸尽量上抬，两腿紧贴地面并保持并拢，保持此姿势在3次呼吸以上。

【体式功效】

能拉伸背部的肌肉和韧带，缓解背痛和脊椎损伤，在身体还原之时，血液涌向双肾，能加强肾脏和生殖器官功能，还有助于帮助前列腺血液循环，减轻疼痛。

【注意事项】

练习时若是腰部不好，身体无法达到预料的后仰角度，则不必勉强，双腿可稍微分开。另外，患有甲状腺功能亢进、肺结核、胃溃疡、疝气的人和孕妇禁做此动作。

蝗虫式

【动作解析】

❶ 俯卧，下巴点地，双手伸直在背后相握，双脚并拢，脚尖用力绷紧，正常呼吸。

❷ 吸气，上身挺仰，抬起头和胸，尽可能地吸气，保持此姿势数秒。

【体式功效】

能拉伸双臂，伸展脊椎，增加脊椎弹性。同时又能按摩骨盆区域，对消化系统、膀胱和前列腺都有益处。

【注意事项】

上身抬离地面的高度不必太高，一切以感觉舒适为宜。

束角式

【动作解析】

❶ 坐姿，脊柱挺直，脚掌相对，脚后跟靠近会阴处，吸气，双手握住脚。

❷ 呼气，身体向下压，依次把头、鼻子、下巴贴在地板上，双膝贴地，身体尽量贴近双脚。保持此姿势数秒后还原。

【体式功效】

对于患有泌尿系统疾病的人来说是一个很好的练习。这个体式会促进下背部、腰部和骨盆的血液流通，有助于消除睾丸疼痛，并促进膀胱、前列腺及双肾的健康，也可以防止疝气。

【注意事项】

若是做不到将鼻子和下巴贴在地上，则应适可而止，不必强求，以防出现腰部扭伤。

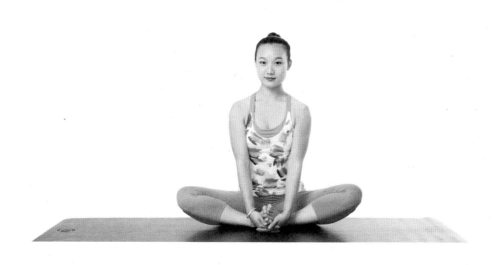

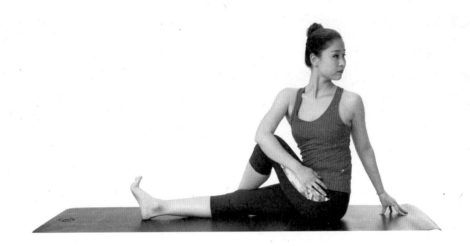

扭脊式

【动作解析】

❶ 正坐，双腿向前伸直，保持腰背挺直，双手放在臀部外侧的地面上，目视前方。

❷ 吸气，右脚跨过左膝平放在地面上，脚跟收至近左臂处。

❸ 呼气，左手放在右大腿外侧。吸气，打开腰背。呼气，身体向右后侧扭转，右肩向后打开，头转向右后侧，保持此姿势数秒，换另一侧练习。

【体式功效】

按摩腹部器官，增加了脊椎和髋部的柔韧性，有效预防因前列腺炎引发的背痛和小腹疼痛等症状。

【注意事项】

重心应放于手部和脚部，由脊椎的

底端开始扭转之时，要像一根螺旋上升的藤蔓一般。应注意腹部器官和肌肉的伸展程度，争取每次能够多扭转一点。

肩倒立式

【动作解析】

❶ 仰卧，两臂放在身体两侧，掌心向下。吸气，手掌和腹部用力，保持两膝伸直，抬高双腿，抬至与地面呈90°为止。

❷ 双手扶住腰部，慢慢挺起上身，直至整个身体垂直于地面。下巴顶住锁骨，注视脚尖。自然呼吸，保持此姿势不超过5分钟，还原身体。

【体式功效】

刺激甲状腺和消化系统，促进排毒，能增进人体的脏器功能，还能促进血液循环至头部、颈部及大脑，使神经系统平静，使患者心烦易怒、过度紧张和失眠多梦等症状有所减轻。

【注意事项】

若无法倒立，可先靠墙练习，逐步适应。另外，高血压、腰椎病患者应禁止做此动作。

休息术

【动作解析】

❶ 仰卧，双脚并拢，两手轻放在身体两侧，掌心向下。摆正头部，微闭双眼，自然地呼吸。

❷ 双腿分开与肩同宽，脚尖略向外摆。翻转双手，掌心向上，十指弯曲。这时有意识地放松自己，感觉自己身体的每一个部分由上到下都在放松。

【体式功效】

有利于血液返回心脏，能够放松整个身心，对机体调整、防病治病、延年益寿大有裨益。

【注意事项】

在做这个练习之时，呼吸要自然而有节律，舒缓而均匀。可将意识集中在呼吸上，若是心神涣散，可用数息的方法来控制。

✚ 五禽戏

又称"五禽操""五禽气功"等，是中国的传统健身方法，据说是由东汉医学家华佗创制，由五种模仿动物的动作组成，分别是虎、鹿、熊、猿、鸟。

虎戏

【动作解析】

自然站式，俯身，两手按地，用力使身躯前耸并配合吸气，当前耸至极后稍停。然后，身躯后缩并呼气，如此3次。继而两手先左后右往前挪移，同时两脚向后退移，以极力拉伸腰身。抬头面朝天，再低头向前平视。最后，如虎行走般以四肢前爬7步，后退7步。

【动作功效】

能缓解颈肩背痛、坐骨神经痛、腰痛等症状。

鹿戏

【动作解析】

身体自然直立，两臂自然下垂，两眼目视前方。吸气，头颈向左转，双目向左侧后视，当左转至极后稍停；呼气，头颈回转，当转至面朝地时再吸气，并继续向右转，一如前法。如此左转3次，右转2次，最后恢复初始姿势。然后，抬左腿向后挺伸，稍停后放下左腿，抬右腿向后挺伸。如此左腿后伸3次，右腿2次。

【动作功效】

按摩骨盆区域，保护肝脏，促进体内血液循环。

猿戏

【动作解析】

择一牢固横竿（如单杠、树杈等），略高于自身，站立时手指可触及高度，如猿攀物般以双手抓握横竿，使两肢悬空，做引体向上7次。接着先以左脚背钩住横竿，放下两手，头身随之向下倒悬，略停后换右脚如法钩竿倒悬。如此左右交替各7次。

【体式功效】

增强心肺功能，缓解气短、气喘等症状。

熊戏

【动作解析】

仰卧，两腿屈膝拱起，两脚离地，两手抱膝下，头颈用力向上，使肩背离地，略停，先以左肩侧滚落地，当左肩一触及地面立即复头颈用力向上，肩离地面，略停后再以右肩侧滚落，复起。如此左右交替各7次。

【体式功效】

调理脾胃，缓解食欲不振、消化不良等症状。

鸟戏

【动作解析】

自然站式。吸气时跷起左腿，两臂侧平举，扬起眉毛，鼓足气力，如鸟展翅欲飞状；呼气时，左腿回落地面，两臂回落腿侧。接着，跷右腿如法操作。如此左右交替各7次。然后坐下。屈右腿，两手抱膝下，拉腿膝近胸，稍停后两手换抱左膝下如法操作。如此左右交替亦7次。最后，两臂如鸟理翅般伸缩各7次。

【体式功效】

调达血气，舒筋活络，可预防关节炎。

前列腺的保健方法

前列腺是男性生殖器官中最大的一个附属性腺，它所分泌的前列腺液是精液的重要组成部分。前列腺与身体其他脏器一样，也会生病，最常见的便是前列腺炎。要想保护好前列腺，则必须做到以下10项：

（1）不抽烟喝酒

即使是在节假日期间或必须应酬的场合，也应拒绝烟酒的诱惑。烟酒可使前列腺及膀胱颈充血、血肿，从而引发前列腺炎，严重者甚至会发生急性尿潴留。

（2）不食辛辣食物

应根据科学的食谱搭配，合理规划好每日的饮食，做到膳食平衡。多吃蔬菜和水果，不食辛辣食物。辛辣食物极容易导致性器官充血，又会使痔疮、便秘症状加重，压迫前列腺，加重排尿困难。

（3）适量饮水

白天应多饮水，每天大概应饮水2000 毫升，晚间应适量饮水。大量饮水会增加排尿次数，能发挥排尿对尿路的机械冲洗作用，降低患前列腺炎的概率。

（4）不要憋尿

应做到一有尿意即上厕所，做到不憋尿。憋尿会造成膀胱过度充盈，使膀胱逼尿肌张力减弱，引发排尿困难，久而久之极易引发急性尿潴留。

（5）适量运动

要做到"五三七"。"五"即每周至少运动5次以上；"三"即每次运动得在30 分钟以上；"七"即每次运动后，实际心跳次数加上年龄要达到每分钟170 次。

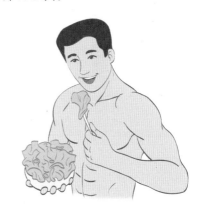

（6）注意个人卫生

应保证每天晚上都洗一次下身，特别是敏感部位更应保持清洁。若有包皮过长者，应趁早做包皮环切术，防止细菌藏匿并经尿道逆行进入前列腺。

（7）节制性生活

过有规律的性生活，不宜过频，一般以过完性生活第二天没有疲劳感为宜。按年龄段参考频率如下：30岁以下，每周2～3次；31～50岁，每周1～2次；51～60岁，每月2～3次；60岁以上者，每月1次或每3个月2次。

（8）勿过劳，防感冒

生活中应该劳逸结合，不应一味只知工作而过度劳累，否则会耗伤中气。中气不足会造成排尿无力，极易引发尿潴留。应根据实际气温的变化适时地增减衣服，做好保暖工作，避免着凉，原因是前列腺疾病极易在感冒时乘虚而入。

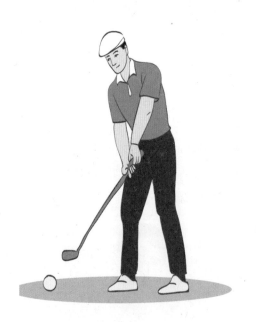

（9）避免久坐

男人就是"坐"在自己的前列腺上的，因此，应避免久坐，不时起身活动身体，这点对于办公室一族极为重要。久坐可加重痔疮等疾病，又会使会阴部充血，引发前列腺炎。

（10）保持良好的心态和充足的睡眠

做到笑对人生，能够及时地排解自己的不良情绪，这一点对于前列腺疾病的恢复有着良好的效果。应加强性格修养，多与友人谈心，广交天下朋友，心胸豁达，乐观向上。

男性需定期进行检查

在生活中，大多数人很少定期做体检，这给健康带来很多风险。男性朋友们的前列腺疾病是不容忽视的，生活中万万不可大意，所以说，前列腺定期检测不可少，男性朋友们一定要重视。

前列腺炎患者治愈后短期内虽然已将前列腺内的病原体完全清除，但并不表示由于感染所致的前列腺组织损伤已经完全修复。在疾病恢复期的一段时间内，前列腺往往可能处在一种亚健康状态，比一般人群更容易再次感染病原体或再次造成前列腺的明显充血状态，使前列腺炎的症状再度出现。在这点上，慢性前列腺炎显得最为突出，很多慢性前列腺炎患者在治愈后由于症状几乎消失，患者放松警惕，又重新投入不健康的生活习惯中，加之对愈后调理的自我认识不强，导致前列腺炎"死灰复燃"，接二连三地复发。

保护前列腺的第一步就是"防患未然，未卜先知"。只有接受定期检查，才能做到这一点。定期进行常规的临床检查，还可以确定患者是否处于健康状态或有无任何严重疾病，可解除患者的疑虑情绪，有利于患者心理因素的改善。同时，定期的常规检查还使患者有机会接触医生，获得许多有益的忠告和对前列腺疾病的正确认识，因此，对于解除患者的精神顾虑，建立良好的认识也是十分重要的。

因此，对于前列腺炎，我们应该提倡早预防、早发现、早治疗的方针，定期前往正规医院进行专业检查。

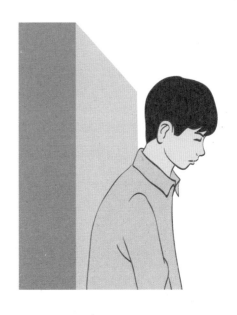

男性的特殊穴位

✚ 命门穴

又称"累穴""精宫穴"。"命门"指人体脊骨中的高温高压阴性水液由此穴外输督脉。本穴为人体生命之本，长期按摩此穴有强肾固本、温肾壮阳、强腰膝、固肾气的功效，能治疗遗尿、遗精、腹泻、阳痿等疾病，还能延缓人体衰老。

命门穴定位：位于腰部，后正中线上，第二腰椎棘突下凹陷中。

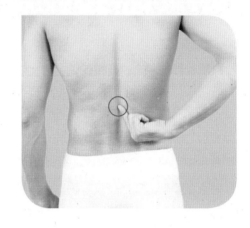

✚ 气海穴

本穴是冲脉气血外出的主要门户，是元气与各类气息交汇之处。长期按摩本穴，有温阳益气、扶正固本、培元补虚的功效，能治疗腰脊痛、阳痿、生理不顺等疾病，还能够延年益寿。

气海穴定位：位于下腹部，前正中线上，脐下1.5寸处。

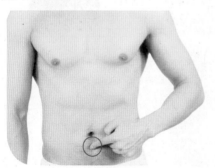

✚ 关元穴

"关元"指任脉气血中的滞重水湿在此处不得上行。本穴为人体足太阴脾经、足少阴肾经和足厥阴肝经在任脉的交会点。按摩本穴，有培肾固本、调回阳气的功效。

关元穴定位：位于下腹部，前正中线上，从肚脐到耻骨上方画一线，将此线五等分，从肚脐往下3/5处。

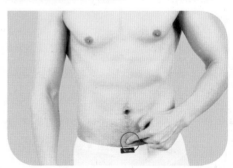

✚ 涌泉穴

本穴为肾经经脉的第一穴，因体内肾经的经水从此处穴位溢出体表，故称"涌泉"。长期按摩本穴，有增精益髓、补肾壮阳、强筋壮骨的功效，能够治疗神经衰弱、更年期障碍、糖尿病和肾脏衰弱等疾病。

涌泉穴定位：位于足底部，在足前部凹陷处，第2、第3趾趾缝纹头端与足跟连线的前1/3处。

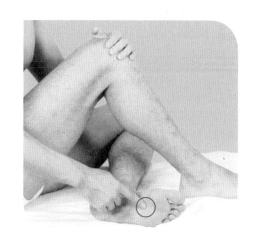

✚ 太溪穴

又称大溪穴、吕细穴，本穴承接然谷穴传来的冷降之水，到本穴后形成较宽大的前溪，故名"太溪"。长期按摩本穴有清热生气、健脾益肾的功效，能够治疗肾炎、膀胱炎、遗精、神经衰弱等疾病。

太溪穴定位：位于足内侧，内踝后方与脚跟骨筋腱之间的凹陷处。

✚ 三阴交穴

又称承命穴、太阴穴、下三里穴，因三条阴经气血交会于此，故名 "三阴交"。长期按摩此穴有强肾补气、补血养颜、延缓衰老的功效，能够治疗遗精、遗尿、阳痿、全身无力、更年期综合征等疾病。

三阴交穴定位：在小腿内侧，位于足内踝尖上3寸，胫骨内侧缘后方。

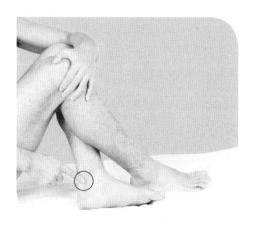

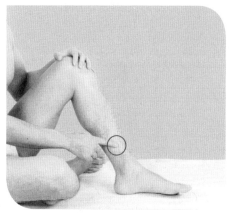

✚ 长强穴

本穴为督脉之穴，其气血物质来自胞宫，温压较高，向外输出之时既强劲又饱满，并且源源不断，故名"长强"。长期按摩此穴有通任督、调肠胃的作用，对肠炎、腹泻、痔疮、便血、脱肛等疾病均有较好的治疗效果。

长强穴定位：在尾骨尖端下，尾骨尖端与肛门连线的中点处。

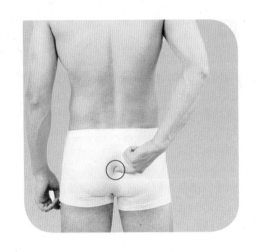

✚ 神阙穴

又称脐中穴、脐孔穴，是人体任脉上的重要穴位之一，是人体的长寿大穴。长期按摩此穴，有温阳固脱、健运脾胃的作用，能够治疗急性肠炎、中暑、腹痛、水肿等疾病。

神阙穴定位：位于腹中部，肚脐中央。

✚ 志室穴

该穴名意指肾脏的寒湿水汽由此外输膀胱经。长期按摩此穴，有补肾壮腰、益精填髓的功效。

志室穴定位：位于腰部，当第二腰椎棘突下，旁开3寸。

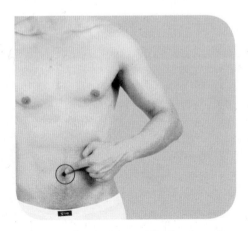

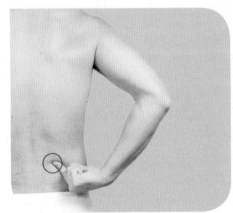

✚ 脾俞穴

脾，脾脏；俞，通"输"，输送。穴内应脾脏，为脾经经气转输之处，故名脾俞穴。脾俞穴是脾脏的背俞穴，刺激该穴可增强脾脏的运化功能，促进消化吸收，减少血液中的血糖，主治脾的病症，尤其是因消化功能减弱而导致的身体衰弱。

脾俞穴定位：位于背部，当第十一胸椎棘突下，旁开1.5寸。

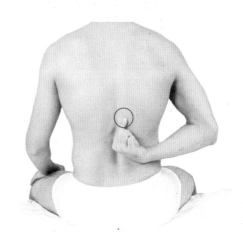

✚ 肾俞穴

肾，肾脏；俞，通"输"，输送。穴内应肾脏，为肾经经气转输之处，故名肾俞穴。肾藏精，精血是生命的根本，刺激肾俞穴，可达到强肾护肾的目的。

神阙穴定位：位于腰部，当第二腰椎棘突下，旁开1.5寸。

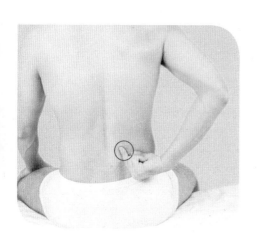

✚ 中脘穴

脘同"管"，原指胃内腔；中指胃的中部，穴在脐上4寸，故名中脘穴。中脘穴能健脾和胃，通腑降气，对胃脘胀痛、食欲不振等小儿脾胃病有很好的疗效。

中脘穴定位：位于上腹部，前正中线上，当脐中上4寸。

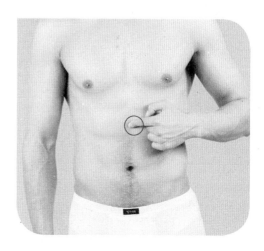

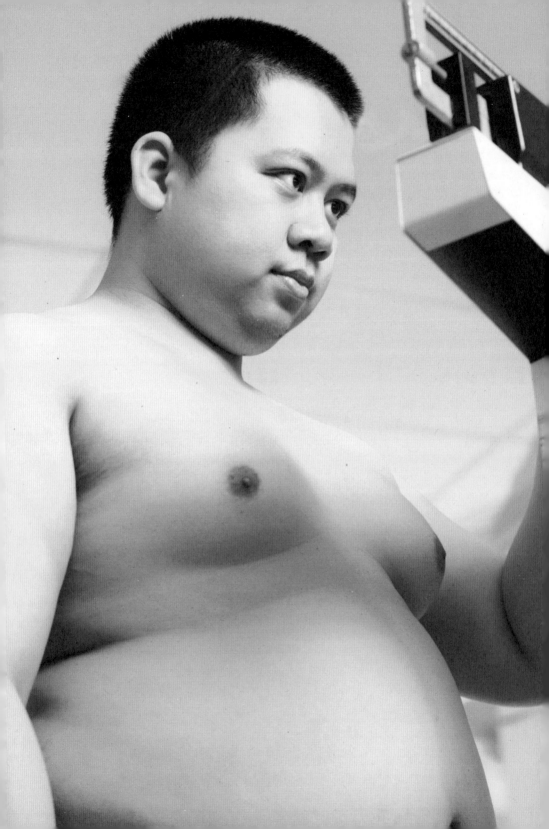

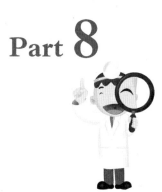

Part 8

前列腺增生

前列腺是男性所特有的器官，有人曾形象地说：前列腺是男性生殖系统的"机要处"，会随着年龄的增大而增大，极易导致男性"晚节不保"。

什么是前列腺增生

　　老张今年已经54岁了，近期觉得身体病得厉害，但自己又说不出来到底患的是什么病，最后在老伴的劝说下去了医院。经医生检测，老张患的是良性前列腺增生。这可把老张吓坏了，他从来也没有听说过这病，忙问医生这病还能不能治好。医生看他那一脸的愁苦，笑着说道："别着急，像您这个年纪的老人，或多或少地前列腺都会出现增生，你这只是早期的前列腺增生，很快就会好的。"接着医生给他开了点处方药，老张半信半疑地接过药方，拿药回家去了。果然，不出一个星期，老张的病情完全稳定了下来，身上也没了说不出来的毛病，每日都是神清气爽的。只是医生说的那句"或多或少地前列腺都会出现增生"，他想起来依旧还是摸不着头绪。

　　《素问·阴阳应象大论》中说："年四十，而阴气自半也，起居衰矣。"此处"阴气"即是指的肾气，肾气为一身之气的根本。说明40岁之后，身体的器官都会开始走下坡路，就如鬓角的黑发衰老变成白丝一样。人老了，皮肤会有皱纹，身体会佝偻，肌肉也会萎缩，人体的许多组织器官都会随着年龄的增加而呈衰退性改变，如肝脏系统、消化系统等都会出现衰退。而前列腺这一小小器官的表现却与众不同，它非但不会萎缩，还有可能逐渐增大。众所周知，前列腺与睾丸的关系密不可分，其生长依赖于睾丸中的间质细胞所分泌的雄性激素。所以，换句话来说，前列腺的生长发育是与睾丸密切相关的。睾丸作为男性主要性腺的外生殖官，前列腺作为男性最大的副性腺内生殖官，它们天生注定要"互依互助"。打个比方，如果前列腺是鱼，那么睾丸就是水，前列腺的生长绝对离不开睾丸。

　　在10岁之前，因男性睾丸未曾发育，只如花生米大小，雄性激素分泌量较少，而前列腺生长缓慢，腺体组织也未发育，主要是由肌肉组织和结缔组织构成，没有形成真正的腺管，仅仅形成胚胎；10岁左右睾丸开始发育，雄性激素分泌量增加，前列腺也在胚胎的基础上，腺上皮细胞开始增多，形成腺管；青春期之后睾丸生长速度进一步加快，在大量的雄性激素刺激下，前列腺腺管迅速发育成腺泡，24岁左右发育达至顶峰；30岁左右，上皮细胞向腺泡内折叠，使得腺泡结构复杂化，这时前列腺体积已大体趋于稳定，长得就像栗子一般大小，重约20克；35岁以后（有些男性在40岁以后），随年龄增长，前列腺也会慢慢衰老，就像人的头

发会变白，脸上会出现皱纹一样，此时的腺体结缔组织增大，还可能发展成前列腺增生症。前列腺的衰老过程需要人们慢慢适应并学会接受，懂得与衰老带来的疾病和谐共处。

除了前列腺之外，身体内的任何器官都是随着年龄的增大而逐渐衰退，它们像是衣服一般，穿的时间越长便会越旧。然而，前列腺的这一"性格"特点，带给老年人的，却是莫大的烦恼。

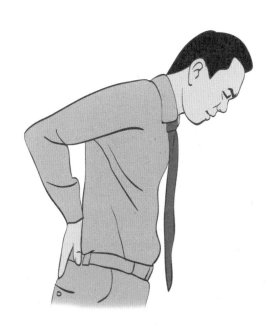

前列腺增生的危害

根据医学上的统计，70岁以上的老年人几乎都存在前列腺增生。随着社会的发展和工作压力的增大，前列腺增生也越来越早龄化，它是个慢性过程，若是你不把它当作一回事，稍不注意便会受到很大的危害。

❶ 夜尿频繁。前列腺增生会压迫尿道，引起排尿阻力的增加。人在白天时注意力分散，尿意不明显，到了夜间，注意力集中，故而夜尿症状颇为显著。

❷ 引起尿失禁。过多的残余尿可使膀胱失去收缩能力，致使残余尿进一步增多。当膀胱过度膨胀之时，尿液有时会不自觉地从尿道口溢出。

❸ 引发急性尿潴留。前列腺增生患者在任何时期，都会表现出程度不一的尿潴留。前期因为尿道梗阻程度较轻，膀胱拥有代偿功能，患者仍能按时排空小便，排尿时间有所延长；发展到了中期，尿道梗阻加重，常会引发急性尿潴留。

❹ 引发感染。前列腺增生往往拌有不同程度的尿潴留情况，膀胱内的残余尿液中一旦有细菌繁殖开来，便很难控制由此引发的感染。

❺ 引发膀胱结石。因尿道梗阻，膀胱内经常余有残尿，久而久之形成大小不一、数目众多的结石。

❻ 诱发老年人的疝气（小肠气）等疾病。有的前列腺增生症患者会出现排尿困难症状，需要用力和憋气才能排尿。经常用力，肠子就会从腹部薄弱的地方突出来，形成疝气（小肠气），有时还会出现下肢静脉曲张。

❼ 导致慢性尿毒症。前列腺增生患者的病情发展到晚期，尿道梗阻更加严重，膀胱代偿功能不全，膀胱内残余尿不断增加，当残尿超过200毫升时，在患者的小腹部可以摸到包块，排尿不呈线而呈点滴状。这时，由于膀胱内压力的升高，向上传递到肾脏，使两侧肾脏内压增高，引起双肾积水，损伤肾功能，从而导致慢性尿毒症。

前列腺增生反复发作

前列腺增生是老年人最为常见的一种疾病，这种疾病病程时间长，而且经常反复发作。若想要完全治疗好这种疾病，就必须了解这种疾病反复发作的原因。

✚ 前列腺反复发作的原因

治疗不及时

一般的，前列腺增生初现之时，大多皆是急性前列腺增生，若是此时没有得到及时有效的疗，则会逐渐转变为慢性前列腺增生，若是到了这时，再想痊愈已非易事。因为这时的细菌变得很是"顽强"，很难便彻底灭杀，极易"死灰复燃"。有些患者的前列腺中甚至有微小的石子形成，药物治疗不易将之彻底排除，结石会造成腺管阻塞，可以引起前列腺增生反复发作。

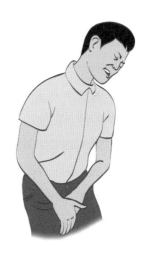

愈。待下一次身体内出现致病菌，其耐药性将极强，很难被杀死。

治疗太放纵

有些患者过分依赖于药物，认为只要一味地按照医嘱按时服药，其他生活细节便都无所谓了。于是，平日生活细节便极不关注，生活也极不规律，如性生活过度、通宵打麻将、酗酒等，这些都极易使得前列腺增生复发，从而导致问题再次出现。

治疗不规范

在前列腺增生疾病之中，有一部分前列腺增生并不是由细菌感染引起的，医学上称为非细菌性前列腺增生，发病原因可能是支原体、衣原体或是自身免疫性疾病。在这种情况下，患者若是采取抗生素治疗，张冠李戴，就极容易成为抗生素治疗下的牺牲品，久治不

病急乱投医

由于前列腺增生病程长，难以在短时间内治愈，有些心急的患者总希望能够遇上"再世华佗"，这就让社会上很多的"游医"有可乘之机，不科学甚至是很荒谬的治疗方法层出不穷，到头来不仅没把病治好，反倒使得病情更为严重，给日后的治疗带来了很大难度。

单方面治疗

有些前列腺增生患者只顾自己看病，却忘了自己的性伴侣体内可能也存留有致病菌，等到自己治愈之后，和性伴侣开始新的性生活，致病菌再次入侵，导致再度感染。由此循环，斩草未除根，形成了一个感染——治疗——再感染——再治疗的恶性循环。

有不良嗜好

许多前列腺增生患者的不良嗜好和行为都是导致前列腺增生复发的常见原因。如患者常食辛辣食物、长期久坐熬夜、长期憋尿等，都是极易导致前列腺增生复发的因素。

暴躁易烦恼

有一些前列腺增生患者在生活中过于操心，放不下心中的包袱，经常为了一点小事大动肝火，这既不利于疾病的恢复治疗，也容易导致疾病在愈后再度复发。

以上是前列腺增生易为复发的7个原因，前列腺增生患者除了要在治疗的过程中提高警惕之外，还应在治愈后的初期注意规避一些不良行为。

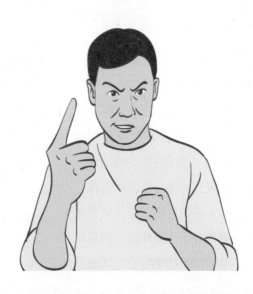

前列腺增生不会产生病变

今年63岁的许老伯伯是湖南人，5年前在医院被诊断为前列腺增生，老人家缺少对疾病的认知，所以没太在意，一直也没有进行过正规治疗。年前，许伯伯感觉身体不舒服，总是夜尿不断，于是上了医院检查，心想肯定是前列腺增生发作吧。但检查结果令他大吃一惊，医生说B超报告显示前列腺体积明显增大，而且PSA值很不正常，怀疑是前列腺肿瘤，还需住院进行观察。许伯伯心理疑惑，不是前列腺增生么，怎么变成前列腺肿瘤了？

很多患者都如许伯伯一样，心中都会有这个疑惑——前列腺增生会不会发生癌变。实际上，前列腺增生和前列腺癌是两种不同的疾病，虽然二者都发生于前列腺，但一般情况下，前列腺增生本身是不会转变为前列腺癌的。

若是把前列腺比作一个鸡蛋，那么前列腺的包膜就是蛋壳，前列腺外周带是蛋白，前列腺移行带是最中心的蛋黄。前列腺增生主要发生在前列腺中央区域的移行带，即蛋黄部分，而前列腺癌则主要发生在前列腺的外周带，即蛋白部分，两者在解剖部位上有很大的区别。另外，前列腺增生与前列腺癌是两种完全不同的病理进程，目前还没有良性前列腺增生向前列腺癌转化的证据。

然而，前列腺增生和前列腺癌是可以同时存在的，千万不要以为有良性前列腺增生就不会长癌，也有一小部分前列腺癌（约10%）会发生于前列腺移行带。所以，有时在前列腺增生手术后的标本中也可发现前列腺癌。

前列腺增生是一种良性病变，其发病原因与人体内雄激素与雌激素的平衡失调有关，多数老年男性有不同程度的前列腺增生。在发病早期，前列腺癌与前列腺增生的症状极其相似，都表现为尿频、尿急、尿痛、尿不尽、尿流分叉、尿流变细、尿程延长、排尿困难，往往极易混淆，若不及时检查就会延误最佳治疗时机。但患者可以放心的是，前列腺癌虽然看似如"洪水猛兽"，

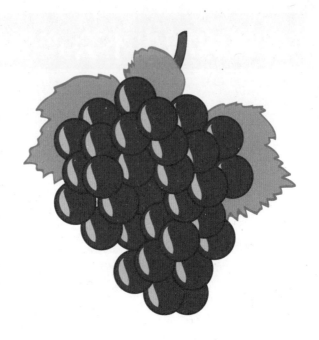

但它一直被人们称为"相对温和的癌症"。据统计, 2004年美国有24万前列腺癌新发患者, 最终仅3万人因此离世。前列腺癌易患人群为55~80岁的高龄老人, 家族中若有患前列腺癌患者也极易遗传给后代。家族遗传型前列腺癌患者发病年龄稍早, 55岁以下的患者占43%。另外, 高脂肪、高蛋白等摄入过多者也可能罹患此病症。

早发现、早治疗是前列腺癌治愈的关键。因此, 老年男性一旦出现排尿异常的症状, 千万不能想当然地认为一定是前列腺增生, 应到正规医院的泌尿外科检查排除前列腺癌。

TIPS:

多项研究显示, 高脂饮食会刺激前列腺癌生长, 而水果和蔬菜以及低脂饮食有助于降低患前列腺癌的危险, 包括大豆 (豆腐和豆奶)、西红柿、石榴、绿茶、红葡萄、草莓、蓝莓、豌豆、西瓜、迷迭香、大蒜和柑橘等。

肥胖男更易患前列腺增生

有关研究表明，前列腺增生有其固定的偏爱对象，肥胖男就是其中之一，他们患上前列腺增生的概率是正常人的3倍。那么，为何肥胖男较为容易患上前列腺增生呢？

① 肥胖会影响睾丸血液循环。有研究者提出肥胖者腹内压增加，使睾丸与前列腺静脉回流容易受到阻碍，从而导致睾丸内睾酮浓度增加，前列腺组织静水压升高，进而引发前列腺增生。

② 肥胖可导致全身炎症反应，使组织处于氧化应激状态。有证据显示，炎症反应与前列腺增生之间存在关联。分析前列腺术后标本发现，前列腺组织的炎症严重程度与前列腺增生体积明显相关。有研究显示，血清C反应蛋白升高可能增加前列腺增生发生的风险。还有研究者报道前列腺增生每日服用非甾体抗炎药物可使前列腺体积增大这种事件

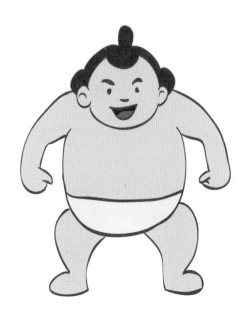

发生的风险降低。

❸ 肥胖可使雌激素分泌异常。男性体内有一部分雄激素是需要通过存在脂肪组织中的芳香化酶的催化作用下转化而来。而肥胖者体内脂肪大量堆积，芳香化酶的含量也会随之增加，可能会破坏雌、雄激素代谢平衡，改变体内雌雄激素水平比值，进而刺激前列腺组织上皮与间质细胞增殖及比例改变。

❹ 肥胖易导致身体疲劳，而性生活却是一件极为耗费体力的运动。肥胖男体力不支，极容易导致早泄，性生活质量下降的同时，男性的性功能也深受影响。另外，肥胖男体内的脂肪较多，所以体温也会比正常人高些（人的正常体温为37℃，而精子生成的最佳温度比正常温度低2℃）。阴囊部位温度较高，这直接影响睾丸的生精能力。

人们常说"平胸穷三代，腰粗毁一生，脸大不是病，肚大要人命"，足以见肥胖对于男性的严重危害。肥胖男到底该如何才能脱离前列腺增生这个无尽深渊呢？重点还是在于培养健康的生活习惯。

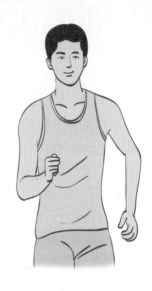

❶ 戒烟禁酒，不食辛辣刺激的食物。

❷ 多喝水，勤排尿，多冲洗尿路，减少致病菌。

❸ 不可过劳或久坐，保持适度的身体运动和锻炼。

❹ 节制性生活，既不可禁欲，也不可纵欲，以每周2次左右作为参考。

❺ 合理规划日常饮食，制作膳食计划表，多吃蔬菜和水果，如西红柿、甘蓝、猕猴桃、胡萝卜等。

但是，无论你是"瘦竹竿"还是肥胖男，一旦发现自身患有前列腺增生，应该及时到正规医院寻求治疗。

前列腺增生的并发症

前列腺增生并发症主要有：反复发作的泌尿系感染、膀胱结石、反复血尿、急性尿潴留、输尿管积水和肾积水、慢性肾功能不全、尿毒症、心脑血管疾病及一些其他症状等。这些并发症会给病人带来不同程度的严重后果。

前列腺增生可能引起的并发症

反复发作的泌尿系统感染

这是由于患者排尿不尽，膀胱内有一定量的残余尿而导致的。这些残余尿留在膀胱内，为细菌生长繁殖创造了良好的条件（特别是在合并糖尿病时）。在机体抵抗力降低时，就会引起泌尿系感染，这种感染反复发作，严重者甚至还会引发败血症。

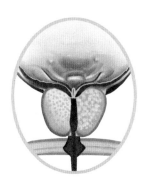

膀胱结石

膀胱结石的发生也是由于尿液的残留而导致的。残留尿液中的小晶体及其他的小颗粒不能随尿液及时排出体外，会在膀胱内沉积，逐渐增大，进而形成结石。排尿时结石会阻塞尿道内口造成不同程度的创伤，并产生排尿中断的症状。

反复血尿

这是由于前列腺腺体增大后，前列腺表面的黏膜内毛细血管出现充血、扩张、扭曲，当受到膀胱收缩或增大的前列腺牵拉时，这些毛细血管就会破裂，引起血尿。服用非那雄胺可以减少患者血尿的发生率。

急性尿潴留

急性尿潴留是前列腺增生的一个常见的并发症。其表现为病人突然不能解出小便，非常痛苦。它通常是在慢性尿潴留的基础上发生，尤其是在劳累、过量液体摄入、酗酒、性生活、憋尿以后发生，有时也可因为其他疾病而应用阿片类制剂、肾上腺能制剂或抗胆碱能制剂等药物后而诱发急性尿潴留。出现急性尿潴留时，往往需要急诊导尿。

输尿管积水和肾积水以及慢性肾功能不全

前列腺增生患者为了顺利排尿，经常需要"屏气"，这使得腹腔内压力增高，这时膀胱内压力随之升高，影响到输尿管、肾脏中的尿液向膀胱分泌，尿液反流，引起这两个器官的积水，长期慢性尿潴留也会出现这种情况。慢慢地，肾功能受到损害，导致慢性肾功能不全。

尿毒症

发展致肾盂积水的前列腺增生患者，由于肾脏实质受压，可引起肾功能不全，此时，病人若仍得不到及时治疗，就会发展为尿毒症，危及生命。表现出食欲减退、恶心、呕吐、贫血等。由于此类症状起初相对隐蔽，缺乏特异性，容易被忽视或误诊为消化道疾病而延搁，甚至直到出现头痛、迟钝、嗜睡、甚至昏迷才被发现，值得警惕。

心脑血管疾病

当前列腺增生引起排尿困难之时，冠心病、心绞痛、高血压病史者易并发心脑血管意外及心力衰竭，应引起重视。

其他的危害

一些前列腺增生患者可出现性欲变化，有的性欲亢进，有的性欲低下，少数患者可有血精。另外，由于前列腺增生致患者排尿困难，腹压增高，也可引起或加重痔疮、疝气等疾病。

前列腺增生并发症，后果十分严重。许多前列腺增生病人没有认识到这一点，以为前列腺增生就是小便不通畅这么简单，用药断断续续，甚至从来也没想过去医院看病，最终导致并发症出现，不但失去治疗的最佳时机，而且增加了治疗难度和治疗费用。因此，若发现自身患有前列腺增生，一定要及时接受治疗。

避免前列腺增生问题

前列腺增生发病率高，危害严重，对中老年男性的生殖健康和性健康具有严重的不良影响。为避免前列腺增生这一疾病的困扰，在日常生活中我们应当注意以下几个方面：

❶ 饮食宜以清淡、易消化为佳，多吃瓜果蔬菜，并少食辛辣刺激的食物，戒烟戒酒，以减少前列腺充血、肿大等。

❷ 不可憋尿。憋尿会造成膀胱过度充盈，使膀胱逼尿肌张力减弱，导致排尿发生困难，容易诱发急性尿潴留，因此，一定要做到有尿意就要立即排尿。

❸ 避免久坐。经常久坐会加重痔疮等病，又易使会阴部充血，引起排尿困难。经常参加文体活动及气功锻炼等，有助于减轻症状。

❹ 防止受寒，慎用药物。秋末至初春，天气变化无常，患者一定要注意防寒，预防感冒，防止染上呼吸道疾病。生病之时，谨慎使用药物治疗，有些药物可能加重排尿难度，当剂量大时甚至会出现急性尿潴留现象。

❺ 适量饮水。饮水过少不但会引起脱水，也不利排尿对尿路的冲洗作用，反而容易导致尿液浓缩后形成结石。另外，夜间应适当减少饮水，以免入睡后膀胱过度充盈。

❻ 适度的锻炼。适度地进行锻炼，有助于提高机体抵抗力，并改善前列腺局部的血液循环。

❼ 尽可能少骑自行车。长期骑自行车会压迫尿道上端的前列腺部位，加重排尿困难。

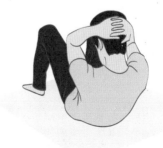

治疗前列腺增生的中成药

　　前列腺增生患者首要的治疗目标就是提高其生活质量。补肾类中成药具有调整患者的健康状态、增强膀胱肌的力量及提高神经系统、内分泌系统功能的作用。因此，前列腺增生患者若能在辨证施治理论的指导下服用一些补肾类中成药进行治疗，可明显地改善生活质量，取得很好的辅助治疗效果。

● 逍遥丸

方剂	柴胡、当归、白芍、白术、茯苓、甘草、薄荷、生姜。
功效	疏肝解郁，健脾和胃。
适应证	肝郁气滞型前列腺增生症。表现为小便不利，甚至不通，情志抑郁，头痛目眩，胁胸胀满，咽干口燥，神疲食少，脉弦而虚。

服用方法： 口服。一次8丸，每日3次。

● 金匮肾气丸

方剂	平地黄、山药、山茱萸、泽泻、茯苓、丹皮、桂枝、附子。
功效	温补肾阳。
适应证	肾阳不足型前列腺增生症。表现为尿频、夜尿增多，小便不利，畏寒，下半身冷感，舌质淡胖，舌苔薄白。

服用方法： 口服。小蜜丸一次4～5克（20～25粒），大蜜丸一次1丸，每日2次。

● 补中益气丸

方剂	黄芪、甘草、人参、当归、橘皮、升麻、柴胡、白术。
功效	补中益气，升阳举陷。
适应证	中气不足型前列腺增生症。表现为小腹坠胀，排尿不畅或量小，甚至小便失禁、食欲不振、气短而声低以及舌质淡、舌苔薄、脉细弱。

服用方法： 口服。小蜜丸一次9克，大蜜丸一次1丸，每日2～3次。

注意事项： ①感冒发热病人不宜服用；②有高血压、心脏病、肝病、糖尿病、肾病等慢性病严重者应在医师指导下服用；③对本品过敏者禁用，过敏体质者慎用。

● 桂枝茯苓丸

方剂 桂枝、茯苓、丹皮、赤芍、桃仁。

功效 调养血气，温经通脉。

适应证 尿路瘀阻型前列腺增生症。表现为小便滴沥，尿线细或有分叉，甚至小便不通，小腹胀满疼痛，舌质紫暗或有瘀点，脉涩。

服用方法： 口服。一次1丸，每日1~2次。
注意事项： 本品含有赤芍，不宜与藜芦同用。

● 首丹王栓

方剂 何首乌、丹参、王不留行、菟丝子等。

功效 该药具有补肾化气、清热利湿、活血化瘀等功效，还具有免疫调节、抗炎、促进局部和全身微循环、抑菌作用。

适应证 前列腺增生。

服用方法： 口服。一次1粒，每日2次。
注意事项： 治疗期间如有剧烈咳嗽、胸痛、憋气等症状者应及时就医。

● 笑康前列贴

方剂 丹参、补肾草、茯苓、川牛膝、大黄、赤芍、蒲公英、紫花地丁、黄柏、血竭、乳香、没药。

功效 活血化瘀，减缓疼痛。

适应证 前列腺炎、前列腺增生、前列肥大。

使用方法： 清洁皮肤，揭开贴片，将小袋中的提取膏均匀涂在医用棉上，贴敷于肚脐（神阙穴）处，轻压周边胶布贴紧皮肤，不漏气；每贴贴敷2~3天，两次贴敷间隔2小时；按上述方法再贴敷关元穴（肚脐下3寸处），效果更佳。
注意事项： ①过敏皮肤、皮肤破溃者禁用；②使用中产生皮肤发红、瘙痒等不良反应时可减少贴敷时间。

● 泽桂癃爽胶囊

方剂 泽兰、肉桂、皂角刺等。

功效 行瘀散结，化气利水。用于膀胱瘀阻型前列腺增生及慢性前列腺炎，症见夜尿频多、排尿困难、小腹胀满，或小便频急，排尿不尽，小腹、会阴或腰骶疼痛或不适，睾丸坠胀不适，尿后滴白等。

适应证 前列腺增生及无菌性前列腺炎。

不良反应： 个别患者服药后出现恶心、胃部不适、胃部隐痛、食欲不佳、腹泻症状。
服用方法： 口服。一次2粒，每日3次，30天为一疗程。
服用禁忌： ①体弱者或属阴虚、湿热下注者慎用；②宜饭后服用。

前列腺增生就补番茄红素

番茄红素是目前世界上发现的最强的抗氧化剂，被西方国家称为"植物黄金"。从功效上来看，番茄红素远胜于其他类胡萝卜素和维生素E，其对男性的好处主要体现在：提高精子质量、增强生育能力、保护前列腺和改善前列腺的问题。人体内的番茄红素含量与人的寿命成正相关。此外，番茄红素还具有抑制低密度脂肪蛋白的氧化和抗紫外线的作用。

番茄红素是人体必需的一种健康元素，主要分布在人体的血清和男性的前列腺部位。现代医学和生物学研究证明：随着年龄的增长，人体新陈代谢减慢，男人体内的番茄红素骤减，因人体自身无法合成番茄红素，所以前列腺无法被充分保护，慢慢地就会氧化"生锈"，因而会引发前列腺增生。所以，中老年男性必须补充番茄红素。

番茄红素排行榜					
排行	食物名称	含量（单位: 毫克）	排行	食物名称	含量（单位: 毫克）
1	木鳖果	155 ~ 305	6	葡萄柚	0.35 ~ 3.36
2	西红柿	0.2 ~ 20.0	7	胡萝卜	0.65 ~ 0.78
3	西瓜	2.3 ~ 7.2	8	南瓜	0.38 ~ 0.46
4	番石榴	5.23 ~ 5.50	9	红薯	0.02 ~ 0.11
5	番木瓜	0.11 ~ 5.30	10	杏子	0.01 ~ 0.05

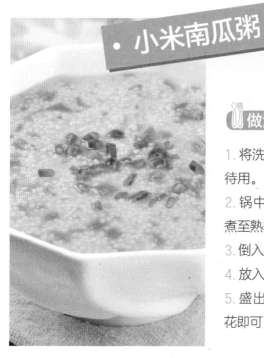

• 小米南瓜粥 •

原料 水发小米 90 克，南瓜 110 克，盐 2 克，鸡粉 2 克，葱花少许

做法

1. 将洗净去皮的南瓜切成粒，装入盘中，待用。
2. 锅中加水烧开，倒入小米搅匀，小火煮至熟软。
3. 倒入南瓜，拌匀，用小火煮至食材熟烂。
4. 放入鸡粉、盐，用勺搅匀调味。
5. 盛出煮好的粥，装入碗中，再撒上葱花即可。

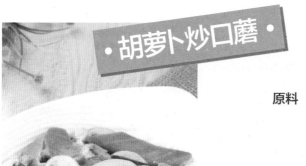

• 胡萝卜炒口蘑 •

原料 胡萝卜 120 克，口蘑 100 克，盐、鸡粉各 2 克，料酒、生抽、水淀粉各 5 毫升，姜片、蒜末、葱段、食用油各少许

做法

1. 将洗净的口蘑、胡萝卜切片，入沸水中焯至断生，捞出待用。
2. 用油起锅，放入姜片、蒜末、葱段爆香，倒入焯过的食材翻炒，加料酒、生抽、盐、鸡粉、水淀粉，炒匀调味即可。

西瓜翠衣炒鸡蛋

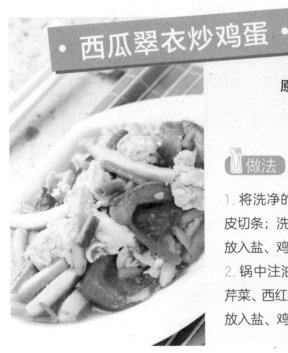

原料 西瓜皮 200 克, 芹菜 70 克, 西红柿 120 克, 鸡蛋 2 个, 盐 3 克, 鸡粉 3 克, 蒜末、食用油各少许

做法

1. 将洗净的芹菜切段; 去除硬皮的西瓜皮切条; 洗净的西红柿切瓣; 鸡蛋打散, 放入盐、鸡粉, 拌匀炒熟盛出。
2. 锅中注油烧热, 倒入蒜末爆香; 倒入芹菜、西红柿、西瓜皮、鸡蛋, 略炒片刻; 放入盐、鸡粉, 炒匀调味即可。

西红柿鸡蛋打卤面

原料 面条 80 克, 西红柿 60 克, 鸡蛋 1 个, 盐、水淀粉各 5 毫升, 蒜末、葱花、食用油各少许

做法

1. 西红柿洗好切丁; 鸡蛋打散, 调成蛋液。
2. 锅中注水烧开, 放入面条, 煮熟捞出。
3. 用油起锅, 倒入蛋液, 炒熟盛出; 锅底留油烧热, 倒入西红柿、鸡蛋, 放入盐、蒜末, 煮至熟软, 倒入水淀粉勾芡, 最后倒入装有面条的碗里, 撒上葱花即可。

· 葡萄柚猕猴桃沙拉 ·

原料 | 葡萄柚 200 克，猕猴桃 100 克，圣女果 70 克，炼乳 10 毫升

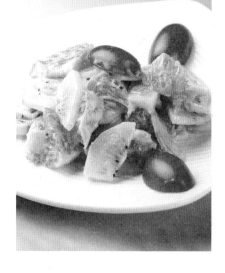

做法

1. 将猕猴桃洗净去皮，去除硬心，切片；葡萄柚去皮，切块；圣女果洗净切块。
2. 将葡萄柚、猕猴桃装入碗中，挤入适量炼乳，搅拌均匀，盘中摆上圣女果装饰，将拌好的沙拉装入盘中即可。

· 蜜枣蒸南瓜 ·

原料 | 南瓜 350 克，蜜枣 50 克

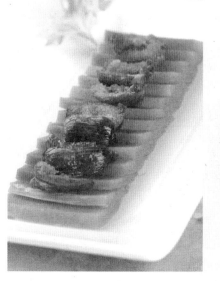

做法

1. 洗净去皮的南瓜切成片，洗净的蜜枣切小块，取一个干净的蒸盘，摆上南瓜片，码放整齐，再撒上蜜枣。
2. 蒸锅上火烧开，放入蒸盘，用大火蒸约 8 分钟，至食材熟软，取出蒸熟的食材即可。

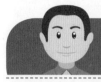

增生是否需要手术治疗

前列腺增生给病人造成了巨大的痛苦，很多病人希望能在短时间内解除痛苦，大多数人会选择手术这种方式。那么，前列腺增生是否真的能"一切了之"呢？

这里要肯定地告诉大家，前列腺增生不能一切了之，事实上大多数的增生都不需要手术。

❶ 每个人前列腺增生的程度差别会很大，真正需要手术的人在人群中的比例占很小一部分。

❷ 大多数轻中度患者，建议药物治疗，常用的药物有三大类：第一类是α受体阻滞剂。可以明显改善病人排尿费力，小便次数多的症状。

第二类是阻断睾酮转化中间环节，可以使前列腺增生的发展程度得到控制，在一定程度上使前列腺缩小，但绝不可能缩到正常水平。第三类是植物药，比如前列康，但效果要略差于前面两类药。

除了手术和药物治疗外，还有一些方法治疗前列腺增生，如微波治疗。但由于这种治疗方法疗效不够显著，同时又比药物的风险大，所以，现在国内

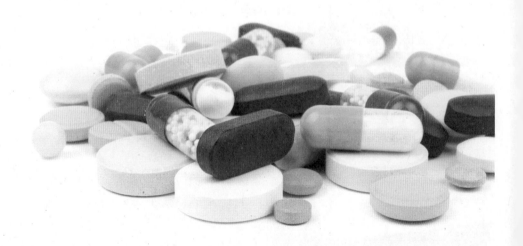

外大多数医院都没有采用这种方法。

许多患者会问，前列腺手术是否安全？现在一般都采用什么手术方法？以前主要采用经膀胱将前列腺内腺剜除的手术方式。但这种方法创伤很大，病人的恢复期很长，风险很高。目前，此种方法仅适用于前列腺很大的病人。

目前，国际国内大多数采用的方法是微创化的经尿道前列腺切除术，借助一些设备进行手术，包括通过内窥镜切除前列腺内腺，使用的工具包括激光、电刀、等离子电刀等。

正如我们所知，采用仪器设备治疗前列腺增生已成为各医院的主要手段。经过多年的发展，许多设备技术都是比较成熟的。就目前而言，较好的有奥林巴斯、Stroz、Wolf等一些大公司的设备，在国内外很多大医院也都使用

的是奥林巴斯和Stroz的电切系统。

但是，对于必须进行手术的病人来讲，传统的开放手术和经尿道前列腺电切术，到底选择哪一种，着实是个很难的选择。

首先，传统的开腹手术形成的创面大，对病人的创伤大。经尿道前列腺电切术在皮肤上没有创伤，同时手术在可视状态下进行，切除以及止血方面都会更彻底。治疗效果和术后患者的恢复情况都比传统手术好。但与传统手术相比，它的劣势在于：传统手术前列腺增生长多大都没有问题，而电切术受时间限制。由于电切术的过程中一直要冲水，如果时间太长，大量的水进入人体，容易造成水中毒。所以，一些过于巨大的前列腺增生没有办法采取此种术式。

前列腺增生的手术治疗		
	微创手术	开放手术
优势	创伤小，不出血，时间短，患者恢复快	治疗效果好
不足	长期效果不佳，易复发	创伤大，恢复时间长，易出现并发症

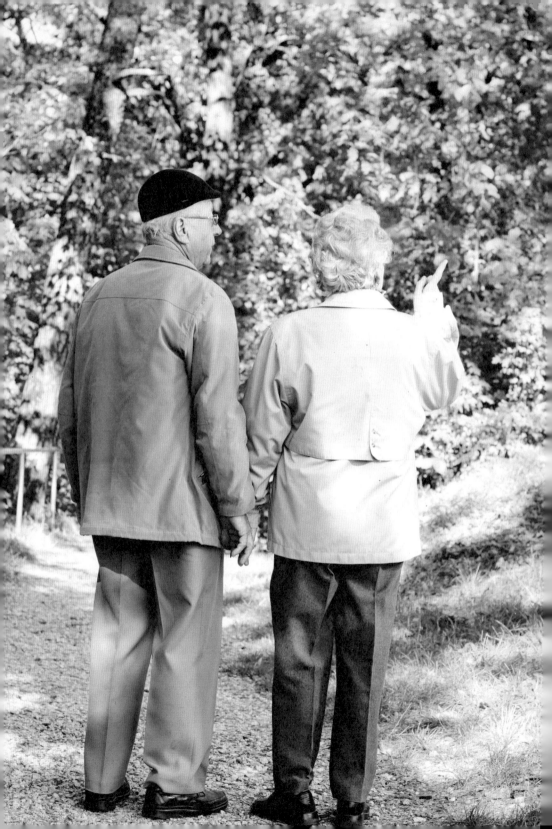

Part 9

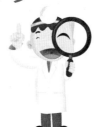

前列腺癌

尿频、尿急、尿不尽，这是广告中出现的高频词汇，很多人听到都会将它们对应到慢性前列腺炎或前列腺增生疾病上去，实际上，这些症状也可能是前列腺癌的表现。

前列腺癌是男性健康的头号杀手，且早期多无症状，一旦症状出现多已是癌症晚期。因此，40 岁以上的男性应每年定期做前列腺检查，以保证身体健康。

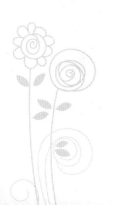

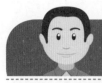

前列腺癌的发病原因

随着前列腺癌的发病率逐年升高，前列腺癌患者逐渐走入我们的视线。导致前列腺癌的原因很复杂，但我们只有弄清楚前列腺癌的病因，才能更好地进行预防或治疗。

❶ 年龄因素：年龄是前列腺癌主要的危险因素。前列腺癌在不足45岁的男性中非常少见，但随着年龄的增长，发生前列腺癌的概率就会增高。

❷ 遗传因素：当家族中有直系男性亲属患前列腺癌时，该家族中男性的发病率明显增高。

❸ 激素因素：绝大部分的前列腺癌细胞表面有雄激素的接收器，而失去雄激素的刺激，前列腺癌细胞则会萎缩并退化。

❹ 饮食因素：有关研究发现，经常食用含有高动物脂肪食物或高热量食物的男性也是患前列腺癌的高危人群。这些食物中含有较多的饱和脂肪酸，这种物质正是前列腺癌的诱发剂。

❺ 感染因素：若是男性不注意个人卫生，甚至是性生活混乱，那就要小心前列腺癌了。

❻ 环境因素：环境中的镉污染，也会大大增加前列腺癌的发生概率。另外，科学家还发现，前列腺癌的病发率与人种有关。

男性朋友要及时关注前列腺癌变的相关因素，积极预防前列腺癌。年龄在40岁以上的男性，如出现排尿不畅等症状，应到正规大医院做前列腺癌的相关检查。

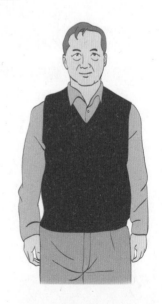

前列腺癌出现的征兆

前列腺癌和前列腺增生，分别是前列腺的恶性和良性病变，但都可能误诊。早期的前列腺癌可无任何预兆，一旦出现以下症状，常常已经进展到中晚期了。

转移症状

当前列腺癌侵犯尿道膜部时可发生尿失禁；直肠受累时表现为排便困难或结肠梗阻；侵犯到包膜及其附近的神经周围的淋巴管时，会表现出会阴部疼痛及坐骨神经痛。其他的转移症状还有下肢水肿、淋巴结肿大、皮下转移结节和病理性骨折等。

排尿障碍

前列腺癌患者会出现尿频、尿急、尿不尽、尿痛、尿路变细、尿路分叉、排尿困难等症状，严重者甚至出现尿潴留等现象。

剧烈疼痛

前列腺癌患者经常伴有腰痛和坐骨神经痛，骨盆、骶部和臀部也是常见的疼痛处，均会产生剧烈的疼痛感，令人无法忍受。

全身症状

主要表现为消瘦乏力、低热、进行性贫血、恶病质或肾功能衰竭。另外，身体的疼痛对患者的睡眠和饮食等也会产生影响，病人的精神也会因此深受折磨。

前列腺癌的症状表现形式颇多，一般常会造成许多不良的伤害，所以平时的预防非常重要。此症通常表现为患者的会阴部和耻骨上区出现重压感，并且在患者久坐或排便时加重。

凡年龄在40岁以上的男性，出现尿频、尿急、夜尿增多、尿路变细、排尿困难等症状时，或者无缘故的身体出现消瘦、疲累、疼痛等症状时，都应考虑前列腺癌的可能，需要及时到正规医院进行检查。

前列腺癌筛查

65岁的王老师近日来老是心神不宁，晚上尿频，白天有时候还出现尿不出来的现象。老伴早年间当过几年军医，将这一切看在眼里，心里知道王老师这是"下半身"出现问题了，赶忙劝说王老师上医院检查。在老伴的劝说下，王老师无奈地来到了男科。

在向医生说明自己的症状后，王老师忙问自己患的是什么病。医生对他说，可能是前列腺增生或前列腺癌，不过很可能是前者，后者的概率不大，具体结果还需要进一步检查。医生给他列了两项内容让他先去检查，王老师定睛一看，上面龙飞凤舞地写着"抽血、指检"几个字。他心里有些纳闷了，怎么检查这么简单，医生是不是搞错了。

前列腺癌的检查较为简单，分为初筛和详细检查两种。其中就初筛来说，直肠指检联合PSA（血清前列腺特异性抗原）检查是早期发现前列腺癌最佳的初筛方法，此法既安全又有效。

✚ 直肠指检

直肠指检是诊断前列腺癌的首选方法。因为前列腺癌多发生在外周带，在直肠指检时易被发现。在进行指检时应注意前列腺的大小、外形、有无不规则结节、肿块的大小及硬度、扩展范围及精囊的情况。肿瘤常硬如木石，但差异很大，浸润较为广泛者，其发生间变的病灶可能性较大。若硬结累及到精囊，则前列腺边缘消失，前列腺癌的可能性很大。

指检虽被用于包膜内的早期前列腺癌检查，能够增加治愈前列腺癌的可能性，但直肠指检并非是一种特异性的检查，且研究显示，被指检发现的前列腺癌往往已经达到了病理分级的晚期。同时，能够引起前列腺病变的疾病还有前列腺炎、肉芽肿性前列腺炎、前列腺结石、前列腺结核、非特异性前列腺炎和结节性前列腺增生等，这些疾病均可能导致前列腺癌被误诊。所以，对于前列腺有硬结且边缘消失者，应该进行前列腺穿刺活检。

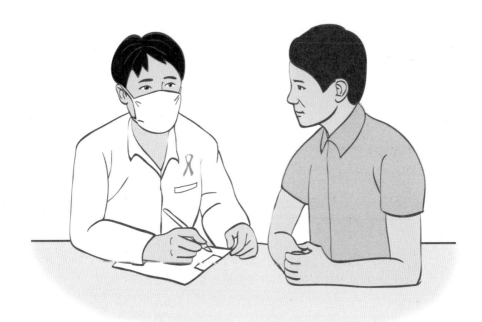

✚ 血清PSA检查

临床疑为前列腺癌的病例，应该常规检测患者血清前列腺特异抗原（PSA）的水平。PSA是一种几乎完全由前列腺上皮细胞所分泌的丝氨酸蛋白酶，由含240个氨基酸的多肽单链组成，类似于人体组织的缓激肽释放酶，存在于前列腺腺泡、腺管上皮及精囊之中，其作用是参与精液的液化过程。

血清PSA水平与肿瘤大小成正比，与良性前列腺增生相比，单位体积的癌肿其血清PSA水平升高更为明显。正常人血浆中PSA的浓度低于4微克/升，如果PSA水平高于4微克/升，应该进行复查，复查时不再做直肠指检。如果结果仍为升高，且可排除炎症及其他因素影响，则可怀疑有前列腺癌，应该再进行前列腺穿刺活检进一步确定。

由于有30％前列腺癌患者的血清中PSA可能不会升高，所以，主张在测定PSA的同时，应该做直肠指检，两者相结合是目前前列腺癌初筛的最佳方法。

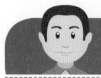

吃高脂食物更易患癌

62岁的李大爷这几个月总是感觉骨痛，尤其是腰椎疼痛感剧烈，先去南京某医院的老年科就诊，没确诊是什么病，随后又来到男科就诊，经过抽血检查PSA水平，最终确诊李大爷患上了晚期前列腺癌，并发生了骨转移。医生说，由于李大爷已经错过了最佳手术时机，现在只能保守内分泌治疗。由于前列腺癌病因至今不明，医生也不好武断，而是询问起李大爷的生活习惯来。通过询问，医生判断李大爷的前列腺癌可能与他每日必吃的红烧肉有很大关系。李大爷却很纳闷，每天吃几块红烧肉是自己几十年的老习惯了，怎么会成为自己的病因。医生告诉他，红烧肉肥瘦不一，为高脂食物，而多食高脂食物的男性恰恰更易患前列腺癌。

与20年前相比，我国的前列腺癌的发病率正逐渐走高，已超过膀胱癌，成为泌尿系统的第一大癌，这与现代人所吃的高脂高蛋白的食物有着一定的关系。

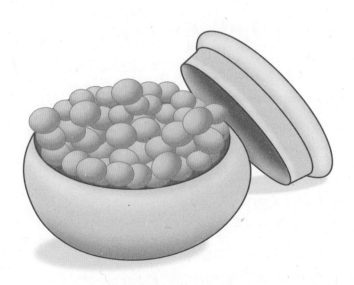

雄激素是一种甾体类激素，人体摄入过多的脂肪，会导致雄激素水平升高，从而增加患前列腺癌的风险。预防前列腺癌，日常生活可适当多吃富含雌激素的食物，如大豆、蜂王浆等，有助于平衡体内雌激素和雄激素的水平。

另外，吃高脂食物更易患上前列腺癌。原因在于，高脂食物通常含有高热量，高热量的摄入可以使男性体内的某些激素含量升高，例如在人体循环系统中有一种类似胰岛素的生长因子会因热量的大量摄入而升高其含量，而这种生长因子又与前列腺癌的形成有关。此外，高脂食物还会促进前列腺癌向晚期阶段发展。

有关研究发现，多食高脂牛奶的男性易患前列腺癌。每天通过奶制品摄取钙质超过600毫克的男性，与每天摄取钙质不到150毫克的男性相比，患前列腺癌的危险性要高出32%。每天通过奶制品大量摄取钙，会抑制血液内维生素D的水平。维生素D除了作为一种重要的营养素，还是一种能防止前列腺癌肿瘤细胞增生的激素，从而起到预防前列腺癌的作用。

脂肪摄入较高者，发生晚期前列腺癌的危险性增加1倍。有关研究还现，与健康饮食，即蔬菜、水果、鱼类、全谷物、健康油脂相比，前列腺癌患者的饮食中如果主要是大量红肉和加工肉类、高脂乳制品、精制谷物（即西方饮食），其因前列腺癌所致的死亡率以及总体死亡率就会明显增加。这个发现再次佐证了多食高脂食物会增加患前列腺癌的风险。

因此，应少食高脂食物，减少脂肪的摄入量，尤其是50岁以上男子更要注意。每天吃个番茄，番茄中的番茄素有抑制癌细胞的作用；吃点生姜，比如，做菜的时候用生姜当佐料，泡点生姜茶喝等，都能够有效地预防前列腺癌。

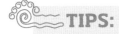

TIPS:

每日饮食中含有高热量的中老年男性，不管其吃的是什么食物，也无论其体重高低，都更易患前列腺癌。

前列腺癌患者补硒无效

通过一项迄今为止最大规模的（参与试验人数达35533人）癌症化学预防试验，研究人员发现，无论是单独使用或合并使用，补硒无助于预防前列腺癌。

实验人员将前列腺发病案例分为服用安慰剂小组、服用硒小组、服用维生素E小组以及服用维生素E和硒的小组。他们各自的前列腺癌发病率分别为 4.43%、4.56%、4.93% 和 4.56%。在4个不同小组之中，被诊断患有前列腺癌的绝对人数（或发病率）之间不存在统计学上的显著差异，而且服用维生素E小组，前列腺癌风险有不显著的增加。因此可以明确，硒、维生素E或者硒和维生素E合并使用，没有预防前列腺癌的作用。

硒素来就有"抗癌之王"的称号，被誉为"生命之火"。但就前列腺癌来说，高硒食物不但无法预防前列腺癌，而且过量补硒还会增加患者的死亡风险。据有关研究表明，非转移性前列腺癌患者确诊后硒的用量若达到140微克/天，则会增加死亡风险。因此，前列腺癌患者应谨慎摄取含有硒的食物。

含硒量最高的 10 种食物					
排行	食物名称	每 100 克的硒含量（微克）	排行	食物名称	每 100 克的硒含量（微克）
1	魔芋精粉	350.15	6	贻贝	121.2
2	鲑鱼籽酱	203.09	7	中国鲎	120.47
3	猪肾	156.77	8	鱿鱼（干）	113.5
4	海参	150	9	墨鱼（干）	104.4
5	蛏干（干）	150	10	松蘑（干）	98.44

健康生活能预防前列腺癌

前列腺癌是男性的恶性肿瘤之一，多发生于中老年男性朋友。这不但给患者生活、精神上带来痛苦，而且给患者的家庭带来更大的伤害。因此，为了大家的健康，应分别从饮食、个人卫生以及锻炼来预防前列腺癌。

✚ 饮食预防前列腺癌

前列腺日常饮食因素可以增高患前列腺癌的危险。据调查研究发现，高脂、高钙饮食会刺激前列腺癌的恶化。其中包括的刺激物是牛肉和高脂奶制品，大量奶制品的摄入使得患前列腺癌的概率很高；相反，水果和蔬菜及低脂饮食可能有助于降低患前列腺癌的概率。可以多吃一些健康食物，如大豆（豆腐和豆奶）、西红柿、石榴、绿茶、红葡萄、草莓、蓝莓、豌豆、西瓜、迷迭香、大蒜和柑橘等。此外，预防前列腺癌要戒除烟酒，要少吃辛辣刺激性食物，减少不饱和脂肪酸摄入量。大便秘结可能会加重前列腺坠胀的症状，平时宜多进食蔬菜水果，吃些粗粮食物，保持大便通畅，减少便秘的发生。

✚ 注重个人卫生，预防前列腺癌

在日常生活当中预防前列腺癌，保持清洁很重要。男性的阴囊伸缩性大，分泌物汗液的排出，加上会阴部通风差，容易藏污纳垢，局部细菌很容易感染。要经常清洗自己的外生殖器，配偶也应注意阴部卫生，以防止隐藏在外阴部的细菌进入男性尿道，侵犯前列腺，导致前列腺癌的发生。此外，预防泌尿系统感染，减少前列腺增生等良性疾病的发生，是预防前列腺癌的有效措施。要多饮水多排尿，通过尿液经常冲洗尿道，帮助前列腺癌的分泌物排出，以预防感染。另外，洗温水澡可以缓解肌肉与前列腺的紧张，减缓不适症状，经常洗温水澡无疑对前列腺癌患者十分有益。如果每天用温水坐浴阴部1～2

次，同样可以得到良好效果。这也是前列腺癌的预防措施。

✚ 放松心情、加强锻炼预防前列腺癌

生活压力很可能会增加患前列腺癌的概率。临床显示，当生活压力缓解时，前列腺症状会得到舒缓。因此平时应尽量保持放松的状态，这是前列腺癌的预防方法之一。预防前列腺癌，锻炼身体也很重要。久坐、骑车、骑马、不注意保暖等都可能是前列腺癌的导火索，尤其是现在很多上班族，从上班到下班除了吃饭上厕所以外全都是坐着办公，还有很多公交司机、长途驾驶员师傅也要注意，一般正常的坐立时间不得超过两小时。多起来活动活动，平时没事多锻炼，以改善局部血液循环，增强机体抗病抗癌免疫力。

中老年男性朋友作为前列腺癌的高危人群，平时一定要注意健康生活。40岁以上的男性定期检查血清前列腺特异抗体（PSA）水平，这对前列腺癌的早期发现尤为重要。

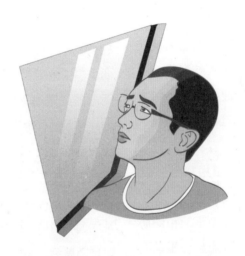

TIPS:

有研究表明，前列腺癌的发病率与性交过早过频有很大关系。最初射精年龄在15岁以下，性生活初始年龄不满24岁，婚龄在40年以上，平均每个月性生活的次数超过12次，到40～50岁以后极易患前列腺癌。

40 岁之后应筛查前列腺癌

45岁的陈先生体检时被推荐做前列腺特异性抗原（简称PSA）测定以排查前列腺癌。他觉得自己年纪不大，没什么症状，且前列腺癌进展缓慢，老年患者居多，因此没必要"过度检查"，就拒绝了筛查。谁知在半年后，陈先生因为骨痛入院，做了相关检查后被确诊为前列腺癌。此时癌细胞大而红，已经排列呈筛状，出现界限了。陈先生在得知这一结果后，十分后悔自己半年前的鲁莽行为。

对于癌症，向来都提倡早发现、早治疗以提高患者存活期。作为男性健康的重要"杀手"，前列腺癌近年来越来越受到关注。但每年体检，都有不少男性还在为要不要做前列腺癌的相关筛查而"举棋不定"。须知，前列腺癌在我国的发病平均年龄越来越提前，年轻化趋势无可阻挡。男性过40岁之后应"对号入座"，看自身是否沾上了危险因素或已出现某些症状，要趁早进行相关检查，排除患癌的可能。

前列腺癌早期多无症状，即便有不适也不足以引起患者的重视，当有尿血、尿痛及骨痛症状出现时已经是癌症晚期。因此，年龄在40岁以上的男子，当出现尿意频繁、夜尿增多、尿程延长、尿流变细、排尿困难等症状时，除考虑前列腺增生外，也应考虑前列腺癌的可能。40岁以上的男性，每年应做一次直肠指检和一次前列腺特异性抗原（PSA）检查，这对于早期诊断极为重要。

TIPS:

抽血查PSA加直肠指检是公认最佳的前列腺癌初步筛查方法。直肠指检直接便捷，普通的前列腺增生指检时偏韧，而前列腺癌质地坚硬如石。若PSA检查有可疑，可再做个前列腺核磁共振增强检查，约90%的恶性增生可揪出，最后确诊需要穿刺活检。

患了前列腺癌怎么办

癌症，就是恶性肿瘤，它存在于人和动物身上，是由于某些因素（如遗传、环境、生活习惯等）共同作用的结果。试想一下，若是因为遗传因素细胞DNA出现异变，再受到一些可以引发癌变的因素刺激，则细胞会逐渐癌化，从而在体内生成癌。

即使人体拥有强大的治愈能力，能不断的修复人体损伤。但一旦遗传因子受损，DNA的排序出现混乱，由于某种原因，这种异常状态不会被修复得很彻底，再加之其反复出现，久而久之不断积累，最终导致诱发癌变。

一般来说，年龄越大癌变的危险度便越高。80岁左右的男性大概有50%的概率会生成小肿瘤，60岁左右的男性体内生成小肿瘤的概率则为20%。也有研究显示，有些男性在30岁左右，体内便会生成这种小肿瘤。但值得庆幸的是，这种小肿瘤大多都是良性的，对人体几乎没有实质性的伤害。但是，随着时间推移，也有极小的概率，少部分人体内的小肿瘤会慢慢长大，待成长到1厘米左右的时候，便会危害人体健康。这时，患者依旧无任何症状表现，若不及时治疗，肿瘤则会继续生长，癌症也会随之演变为晚期，到那时已是为时晚矣。所以，男性必须保持定期的检查，因为即使是普通的临床检查，也可以检查出前列腺癌。

前列腺癌的发生与众多因素有关，而肿瘤的生长则与生活习惯密切相关。据研究发现，癌症从早期至晚期，一般都需要十几年的时间。在这一过程中，是什么令肿瘤进一步增大的呢？生活习惯便占据了极大部分，如脂肪以及营养摄取过度、吸烟、酗酒等都会刺激癌症细胞的增殖与扩散。

前列腺癌的 Glesson 分级		
类型	级别	前列腺结构
Glesson 类型 1		边界清楚的结节，结节内腺体结构和大小一致，排列紧密，间质很少，每一腺体是独立的
Glesson 类型 2		边界比较清楚的结节，与结构类型 1 相比，结节内腺体结构和大小较不一致，腺体之间距离增加
Glesson 类型 3	3A	形态和大小明显不规则的腺体在较宽的间质和良性腺体间浸润，腺体保持独立，中等或偏大的腺体为主的区域称 3A
	3B	形态和大小明显不规则的腺体在较宽的间质和良性腺体间浸润，腺体保持独立，小腺体为主者称为 3B
	3C	形态和大小明显不规则的腺体在较宽的间质和良性腺体间浸润，腺体保持独立，乳头状或筛状、边缘整齐的称为 3C
Glesson 类型 4	4A	腺体融合，形成不规则的条索状、链状或碎片状，肿瘤边缘参差不齐，间质浸润更明显，由暗细胞组成，胞浆嗜碱者为 4A
	4B	腺体融合，形成不规则的条索状、链状或碎片状，肿瘤边缘参差不齐，间质浸润更明显，由亮细胞组成，细胞大，胞浆透明者为 4B
Glesson 类型 5	5A	结构类似粉刺样癌，乳头状或筛状，边缘整齐，中心区域有坏死，缺乏腺腔
	5B	弥漫性小细胞癌，边缘不清，呈显著的间质浸润

Glesson评分原则：

❶ Glesson评分=主要结构类型+次要结构类型。如某个患者主要结构类型为Glesson类型5，次要结构类型为Glesson类型3,则Glesson评分等于5+3=8。

❷ 若只有一种Glesson结构类型的前列腺癌，视为主次结构类型相同。如某个患者只有结构类型3，则其Glesson评分=3+3=6。

❸ 一般来说，Glesson评分越高，其危险程度也就越高。

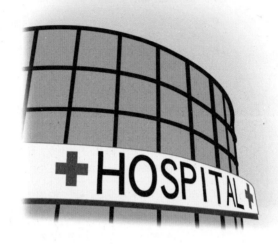

✚ 选择值得托付的医院

前列腺癌患者在看病的时候往往会存在这样的疑惑：我对男科不太了解，到底哪家医院的男科水平比较高呢？对于这个问题，患者为了方便治疗，应该选择就近的三甲医院。当然，若患者有家庭医生，则可以听取家庭医生的推荐。

近年来，随着很多私立医院被"扒皮"，患者也都知道了网络信息的不靠谱，但也有部分的民营医院和大多的公立医院是值得信任的。再加之各医院各自的治疗方法、成果及医疗团队架构的公开，患者可以辩证性的去做出选择。有些患者需要一些精密的仪器辅助治疗，也可以提前了解一下医院的病例和实际的治疗效果，这也可以给患者一定的选择性参考。

另外，并不是越有名气的医院就越好，仅靠某些"医院排名"去做出选择是不可取的。这就好比是参考教育部下发的大学排名，如北京大学排名第一但并不见得每一个专业都排在第一，医院也是如此。在选择医院的时候，要着眼于医院的综合水平治疗，以及治疗方法的多样选择性。

患者要采取哪种治疗方法，需要根据其具体病情轻重而定。但总的来说，选择一个综合性的、能够满足需要的、值得托付的医院对于患者来说是重中之重。

✚ 沉着应对前列腺癌

试想一下，若医生对你说："对不起，你患上了前列腺癌。"这时，你会有什么表情？震惊、错愕、恐惧或是不可思议。这都是可以理解的，因为无论是谁，当被男科医生突然确诊为前列腺癌时，都会非常紧张，脑袋瞬间一片空白，毕竟癌症素来都被人们认为是致命的不治之症。在震惊和恐惧过后，要静下心来听从医生的解释，充分了解自身所患前列腺癌的轻重、特点及日常忌讳。

要知道，癌症从来都不是依靠某个医生就能治好的，而是整个治疗团队和患者双方共同努力的结果。治疗前列腺癌，需要依靠多个专业的医生针对患者的癌症特点、年龄、症状和生活方式等因素，从手术治疗、放射疗法、物理疗法和药物疗法等多方面采取有效的综合治疗措施。有时也需医生和患者同时放下焦急情绪，采取不作为的治疗方式，坐观其变。

至于要采取什么样的治疗方案，主治医生以及整个治疗团队只能给予患者某些建设性的意见，最终的决定权还是紧握在患者手中的。癌症这一种恶性病，并不是将自己托付给医生就"万事大吉"了的，患者也不可能做"甩手掌柜"——万事不操心。它不同于感冒发热这类小病，患者在治疗过程中，除了积极配合治疗之外，还需时刻保持对生活的热情和希望。

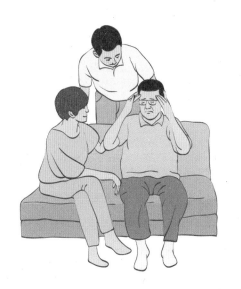

✚ 调整自我的心态

在被确诊为患前列腺癌后，切勿有"癌症=死亡"这样的观念，在短时间恐惧之后需恢复平静，更加不要陷入恐慌。若患者一旦产生恐慌、抑郁等情绪，身体的疾病再加上心理的疾病，治疗起来就十分棘手了。同时，心理的负担还会对各种治疗的效果产生负面影响，被确诊为前列腺癌后，患者不必惊慌，应当适时调整自我心态。

美国心理医生Kubler-Ross提出"接纳死亡的过程"的心理曲线表明，当患者被确诊为癌症之后，其心理的变化过程大致是相同的。

癌症患者心理变化			
阶段	时间周期	症状	心理活动
拒绝阶段	第一周（前期）	心理冲击过大，可能导致昏厥	"一定是弄错了"
愤怒阶段	第一周（后期）	暴躁、易怒，摔摔打打，甚至自残	"为什么是这样，凭什么是我！我又没有做错什么！"
挣扎阶段	第二周（前期）	易与人争辩，猜忌心重	"医生，您看看还有救吗？吃这个药行不行？"
沮丧阶段	第二周（后期）	绝望、沮丧，注意力低下，精神状态不稳定	"唉，我完蛋了，彻底没救了。"
接受阶段	第三周	珍惜时间，心情平静	"反正已经这样了，把以前想做的事情做完吧！"

患者需明白一点：现在的医疗技术已有了飞速发展，并不是患了前列腺癌就一定会死。和二三十年前相比，现在的治疗手段层出不穷，医学发展更是日新月异。治疗癌症的方案越来越多，解除患者疼痛和不良反应的方法也越来越多，况且现在医学顶尖人才高度集中，国内外医疗组织和机构精诚合作，对于前列腺癌的治疗，已经取得了极大的发展。

✚ 吸烟会削弱抵抗癌细胞的能力

有关研究表明，与不吸烟者相比，吸烟者前列腺癌的复发概率要高61%，且死于前列腺癌的概率也比不吸烟者要高61%。同时，吸烟会严重削弱抵抗癌细胞的能力，使得癌细胞连续、异常地繁殖，最终导致病发。在死于前列腺癌的患者中，吸烟者数量是禁烟者的3倍。

吸烟之所以危害人体健康，是由于烟和焦油之中含有致癌物质。这些致癌物质和烟一起被吸入人体内，会在细胞周围产生活性氧，损伤遗传因子DNA，从而会导致细胞发生变异，这种变异细胞就是癌细胞。癌细胞和自身免疫就像两个仇敌，一般情况下，自身免疫能轻松消灭癌细胞，将癌症遏制在摇篮之中。但是，由于某些因素，癌细胞会大量累积，从而在这场战役中反败为胜，就会发生癌症。同时，吸烟也增加了癌症扩散及因癌症死亡的风险，还可能增加放射治疗的不良反应，造成尿潴留、尿失禁、膀胱出血等症状。

另外，吸烟还能导致血液中的维生素E和维生素C减少，而这两种维生素正是抗癌战役里的主力军。一旦这两者崩溃，癌细胞就会趁势加快繁殖，导致病发。

所以，当患者被诊断为前列腺癌后，应当扔掉手中的烟头。只有从生活中的这些细节处做起，才能和前列腺癌做长期的斗争。

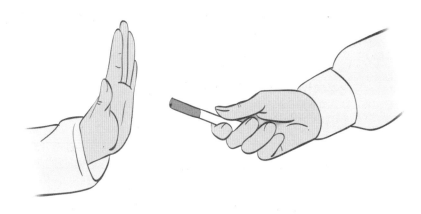

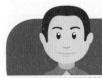

手术治疗和放射治疗

前列腺癌的治疗方法有很多，包括手术治疗、放射治疗、内分泌治疗、化学治疗、免疫治疗、冷冻治疗、基因治疗以及综合治疗等。目前，临床用的治疗方法为手术治疗和放射治疗。

一般情况下，选择哪一种疗法，主要根据患者的肿瘤分期、患者年龄以及身体状况而定，其次也应该考虑到患者的家庭因素、社会地位及预期寿命等。

根据患者的病理情况，主要将其分为4期。肿瘤的临床分期可以更好地预估患者的病情，也为日后的治疗奠定了有效的基础。

前列腺癌 ABCD 分期系统			
分期系统	检查症结	分期系统	检查症结
A 期（Ⅰ期）	前列腺潜伏癌或偶发癌	C 期（Ⅲ期）	肿瘤侵犯邻近器官，如精囊
A1	组织学检查肿瘤＜3个/HP	C1	肿瘤突破前列腺被膜，但未侵犯精囊
A2	组织学检查肿瘤＞3个/HP	C2	肿瘤侵犯精囊或盆腔壁
B 期（Ⅱ期）	肿瘤结节局限于前列腺内	D 期（Ⅳ期）	肿瘤有区域性淋巴结、远处淋巴结或者远处脏器转移
B1	小的孤立的结节局限于前列腺一叶之内（或肿瘤直径＜1.5cm）	D1	肿瘤侵犯主动脉分支以下的盆腔淋巴结
B2	多个肿瘤结节，侵犯前列腺的范围大于一叶（或肿瘤直径＞1.5cm）	D2	肿瘤侵犯主动脉分支以下的淋巴结和（或）有远处脏器的转移

✚ 手术治疗

前列腺癌的手术治疗主要分为根治性前列腺切除术、经尿道前列腺切除术和睾丸切除术。

根治性前列腺切除术：这是一种彻底性治疗方法，目的是将所有的肿瘤组织全部清除，包括整个前列腺组织及其包膜、尿道、精囊以及邻近的膀胱颈部分。此术式根据手术部位又分为三类，即经耻骨后前列腺根治性切除术、经会阴根治性前列腺切除术和腹腔镜前列腺癌根治术。

前列腺癌的手术治疗			
手术术式		缺点	优点
经耻骨后前列腺根治性切除术		死亡率低于1%，然而2%～20%的患者会发生持续性尿失禁，一部分患者会发生吻合口狭窄，70%的患者会出现勃起功能障碍	可以进行盆腔淋巴结清除术，能更加准确的进行病理分期
经会阴根治性前列腺切除术		不能准确评价盆腔淋巴结转移情况，也不能同时进行淋巴结清除术，对术后患者病理分期不准确，术后患者也可能发生勃起功能障碍	手术时显露前列腺尖部尿道较清楚，尿道与膀胱吻合容易操作，术中出血较少
腹腔镜前列腺癌根治术	经腹腔腹腔镜前列腺癌根治术	手术时间长，直肠损伤率高，且常有侧漏发生等	患者失血量较少，阵痛药物明显减少药量
	经腹膜外腹腔镜前列腺癌根治术		术后恢复快，可避免腹腔脏器由于人为原因造成过大损伤
	机器人辅助腹膜外根治性前列腺切除术		由于机器人辅助装备的精密度和强大的可视性，可降低发生腹内并发症的危险性

另外，前列腺癌根治术只适用于B2期以前的患者，预测寿命少于10年的患者不直接接受此方法。C期和D期患者也不适宜做前列腺癌根治术，可放射治疗。

✚ 放射治疗

放疗主要用于辅助治疗和晚期前列腺癌的治疗，其主要治疗手段为光子束照射。

局部性前列腺癌放射治疗的适应证为：预期患者寿命较长，且无明显的放射毒性易感危险因素以及本人愿意接受放疗。放射治疗具有一定的不良反应，主要表现为直肠刺激症状、腹泻、尿频、排尿困难以及勃起功能障碍等。但持续性的严重并发症的发生率不超过1%。

	缺点	优点
外放射放疗	前列腺无法完全固定，易引发尿频、尿急、尿痛、尿道狭窄、血尿、便血、性功能障碍等症状	精确度高，并发症也相对较少
内放射放疗	杀伤病菌的效果有限	若将放射源植入体内，24小时连续放射，有望提升治疗效果。

同时，患者也需知道，对于局部复发的病例可给予放射疗法，而若发生肿瘤向远处转移的患者，则应给予全身的内分泌治疗。

总而言之，通过手术进行前列腺癌根治术，是一种对患者下尿路损伤比较大的手术，很多患者做完根治术后性功能会受到明显影响。并且，对于高危前列腺癌患者，前列腺癌周围肿瘤已经侵犯到精囊以外，甚至侵犯到直肠的，如果通过外科手术很难切除干净，就应该考虑做放疗治疗。

男性的健康误区

✕ 喝点咖啡、抽根香烟能提神

☑ 在身体疲惫劳累之时用喝咖啡、抽烟来提神，将会对心血管系统造成无法挽回的伤害，具体表现为心悸、心慌等症状。特别注意不要边喝浓咖啡边抽烟，这样将会造成双重伤害。

✕ 饮酒能增强性功能

☑ "酒壮色胆"，酒精在初期的确能起到促进兴奋的作用。但长期饮酒，就会产生抑制作用，减弱性欲，导致早泄甚至阳痿等性功能障碍。

✕ 禁欲时间越长精子质量越好

☑ 若长时间禁欲，精子生成后在阴囊中"堆积"，在有限的空间中可能造成基因损伤，导致精子质量下降。一般来说，禁欲一两天会生成最优的精子。

✕ 女性才有中年危机

☑ 男性同样面临中年身体变化，如激素水平降低、肌肉重量减轻和骨质疏松等问题。现在，医疗界已经在发展对男性进行激素类治疗的方法。这一治疗虽然刚刚起步，但是对男子保持精力旺盛、提高工作效率和保持家庭稳定上有积极的意义。

✕ 复仇大片很精彩

☑ 男性天性便喜欢打打杀杀，特别是看到复仇大片，那种快意和爽劲让他们沉迷。但就是因为这种情绪的波动，可能会使男性患上心脏病或与其他一些压力有关的疾病。

✕ 饭后吃水果很健康

☑ 千万不能刚放下碗筷便吃水果。因为正餐的消化时间至少需要2小时，而在这2小时里，胃里的水果只会发酵而不被消化，这样一来，便会引发腹胀。

✗ 男人不应该爱零食

☑ 一些男性认为，作为男人，应当拿出男性的威严来，杜绝零食。但有很多零食对男性大有裨益，比如巧克力就对男性的心脏健康大有益处。

✗ 睡觉手机放床边

☑ 睡觉时若将手机放在床边，将会影响大脑褪黑激素的分泌，直接导致因睡眠不足而显得疲惫不堪等问题。

✗ 阳光能补钙，多晒晒没关系

☑ 太阳中的紫外线能使皮下脂肪中的7-脱氢胆固醇转化为维生素D，促进人体对钙的吸收。但人体内对维生素D的需求量有限，过度地晒太阳不仅会使皮肤过早衰老和干皱，还会引发白内障和皮肤癌等疾病，损害健康。

✗ 身高自然是越高越好

☑ 研究表明，男性的身高越高，消耗的能量就越多，会加重心脏负担，抵抗疾病的能力也会减弱。

✗ 饮酒能御寒

☑ 酒精能使人感到暖烘烘的，但其真正能产生的热量是极少的，散热也很快。当供给热量的糖、脂肪和蛋白质供应不上时，人体就如同进入寒冷中工作或锻炼，极易引发伤风感冒等疾病。人在寒冷的环境中，应多吃含糖、脂肪和蛋白质的食物来增加热量。

✗ 服药期饮酒也无大碍

☑ 服药期间一定要禁酒，因为酒能够将药物中的不良反应放大，哪怕只是平常的感冒药、维生素等，都有可能与药物相互反应生成毒性物质。

✗ 口香糖能健齿

☑ 吃了口香糖不漱口，其糖分就会在口腔中发酵产酸，腐蚀牙齿，形成龋齿。

✗ 每日喝水多多益善

☑ 肾脏每小时只能排除800～1000毫升的水，若1小时内饮水量超过1000毫升，则会导致低钠血症。

✕ 等饿了再吃饭

☑ 不按时就餐，不饿不吃饭，已经成为不少人的"习惯"。因此，年轻的"胃病"患者也就越来越多了。

✕ 憋尿小问题，急了再如厕

☑ 憋尿很容易引发泌尿系统感染和结石，严重的还会导致肾功能损害。因此，在生活中一有尿意，应该及时排尿，万万不可等急了再如厕，那样很可能引发尿潴留等疾病。

✕ 睡觉前再洗澡

☑ 睡觉之前洗澡，不仅会因体温升高抑制大脑褪黑色素的分泌，还会影响到睡眠质量。最好的做法就是睡前 90 分钟开始沐浴。

✕ 牙病是小事，无须太在意

☑ 牙周病和心脏病之间有密切联系。牙病等口腔感染会增加血液黏度，造成心脏供血减少，可能引发心脏病。

✕ 嘴唇干了用舌头舔

☑ 唾液中含有黏液蛋白、唾液淀粉酶和无机盐等物质，舔嘴唇时会给嘴唇抹上一层"蜡"，遇风就变得干燥而皱缩，会造成嘴唇肿胀、破裂流血等。正确的方法是用护肤脂或植物油搽嘴唇，多喝水，适当补充维生素 A。

✕ 病了再检查，没病不用防

☑ 很多男性都是等病了再接受检查，查出病因对症治疗，这样病情往往会反复发作。应该做到定期接受检查，早发现早治疗，在疾病出现的那一刻就彻底根除。

✕ 男人无需防晒

☑ 夏季是阳光最肆无忌惮的季节，男人却总顶着一张素脸在外面东奔西走，晒得黝黑，心里还以此为豪。其实，防晒不分男女，若夏季出远门不涂防晒霜，则有罹患皮肤癌的风险。

✕ 长期站着，生理上利大于弊

☑ 现实生活中，有很多男性（如教师、理发师等职业）一天都在站立中度过，且认为这比坐着强。其实，长期站立会使得男性睾丸静脉血回流不佳，可能导致精索静脉曲张，不利于男性生殖健康。

✕ 男性生殖健康是成年男人的问题

☑ 很多家长认为，男性生殖健康是成年男人的问题，青少年无需注意。其实，男孩子久坐、长期穿紧身裤或会阴部位接触高温环境，都有可能影响未来的生殖健康。

✕ 只要性功能正常，生育就没问题

☑ 很多男性认为，只要自己性功能正常，生育就不会有问题。其实，性功能和生育功能是两个完全独立的功能体系，有很多无精子症患者即使性功能正常，却没有生育能力。

✕ 有孕育史就代表有生育功能

☑ 有关调查数据显示，现在不少无精子患者由于某些遗传性疾病的迟发，导致早期能够生育，后期却出现无精子无法生育的情况。因此，有过生育史也不代表有生育功能。

✕ 无精子症就等于无后

☑ 随着辅助生殖技术的出现，现在很多严重少、弱精子症患者，甚至是无精子症患者都有养育后代的机会。无精子症患者应配合医生做好检查，极力争取试管婴儿最大的成功率。